AF545580

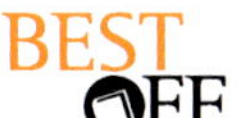
BEST
OFF

3. Auflage April 2023

Best-off-Verlag.
Postfach 12 03 47· D-93025 Regensburg
Tel. 0 94 04 - 96 14 84· Fax 0 94 04 - 96 14 85
e-Mail: info@best-off-verlag.de
Homepage: www.bestoffverlag.de

ISBN 978-3-89758-164-7

Herstellung: Patricia Knorr-Triebe
Satz und Gestaltung: Peter Walla / Heiko Pongratz
Cover: Peter Walla
Titelseite: © Sergey Nivens / shutterstock.de

Herstellung: Patricia Knorr-Triebe

Bildquellen (shutterstock.de):
Seite 8: © Chinnapong | Seite 10: © nednapa | Seite 12: © Crystal-K | Seite 14: © ASE |
Seite 18: © G-Stock Studio | Seite 20: © Halfpoint | Seite 22: © vectorfusionart |
Seite 27: © Monkey Business Images | Seite 29: © Maya Kruchankova | Seite 30: © nmedia |
Seite 34: © Ljupco Smokovski | Seite 35: © tony4urban | Seite 36: © wavebreakmedia |
Seite 38: © Soloviova Liudmyla | Seite 39: © wavebreakmedia |
Seite 40: © Dean Drobot; Africa Studio | Seite 42: © InnerVisionPRO | Seite 44: © goodluz |
Seite 47: © GDmitry | Seite 49: © Kuttelvaserova Stuchelova | Seite 50: © wavebreakmedia |
Seite 52: © Sebastian Duda | Seite 56: © Angel Simon | Seite 57: © George Pappas |
Seite 58: © Prezoom.nl | Seite 59: © Chendongshan | Seite 61: © Victor Josan |
Seite 63: © Michal Durinik | Seite 64: © Romolo Tavani

Bettina Maier

HEILSAMES O_3ZON

Praktische Anwendungen für Haushalt, Gesundheit & Wohlbefinden

Hinweis
Die hier vorgestellten Methoden sind sorgfältig und nach bestem Wissen erarbeitet. Dennoch erfolgen alle Angaben ohne Gewähr. Autorin und Verlag übernehmen keinerlei Haftung für eventuelle Nachteile oder Schäden, die aus den praktischen Hinweisen resultieren. Auch ersetzen die Informationen keine ärztliche Behandlung.

Inhalt

Seit vielen Jahren experimentiere ich nun schon mit der Herstellung und Anwendung von Ozon für den Hausgebrauch. Leider konnte ich in dieser Zeit auf keine Erfahrungsberichte oder weiterführende Informationen zurückgreifen. Denn bisher gab es noch kein Buch über die vielen Vorteile dieses besonderen Sauerstoffs in den eigenen vier Wänden, das mich zufrieden gestellt hätte. Zwar findet man einige Veröffentlichungen über medizinische oder industrielle Anwendungen, aber diese haben mit dem Ozon, welches wir daheim mit Ozongeneratoren selbst herstellen können, wenig zu tun.

Doch warum ist der große Nutzen von Ozon für Haushalt, Gesundheit und Wohlbefinden so wenig bekannt? Warum sind die Menschen so wenig über die vielfältigen Anwendungsmöglichkeiten dieses natürlichen und wertvollen Mittels informiert? Ich denke, weil Ozon kostenlos in beliebigen Mengen selbst hergestellt werden kann. Viele teure und chemische Mittel würden überflüssig werden

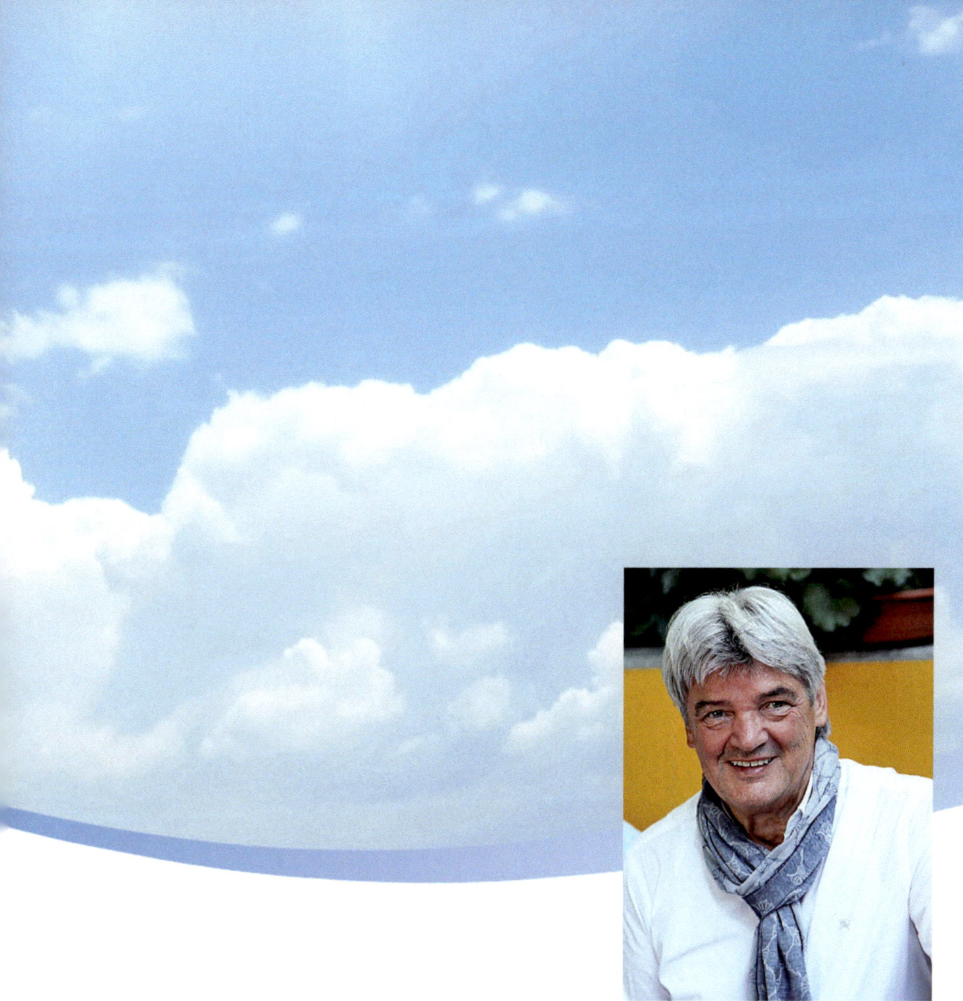

und so sprechen natürlich viele Interessen gegen eine steigende Bekanntheit von Ozon.
In diesem Buch möchten wir über die vielfältigen Möglichkeiten und die Wirkungsmechanismen von Ozongeneratoren berichten. Sie werden sicherlich über die vielen praktischen Anwendungsbeispiele und Erfahrungsberichte von begeisterten Nutzern staunen.

Kommen Sie mit auf eine spannende Reise zum Abenteuer Ozon.

Richard Weigerstorfer
Verleger

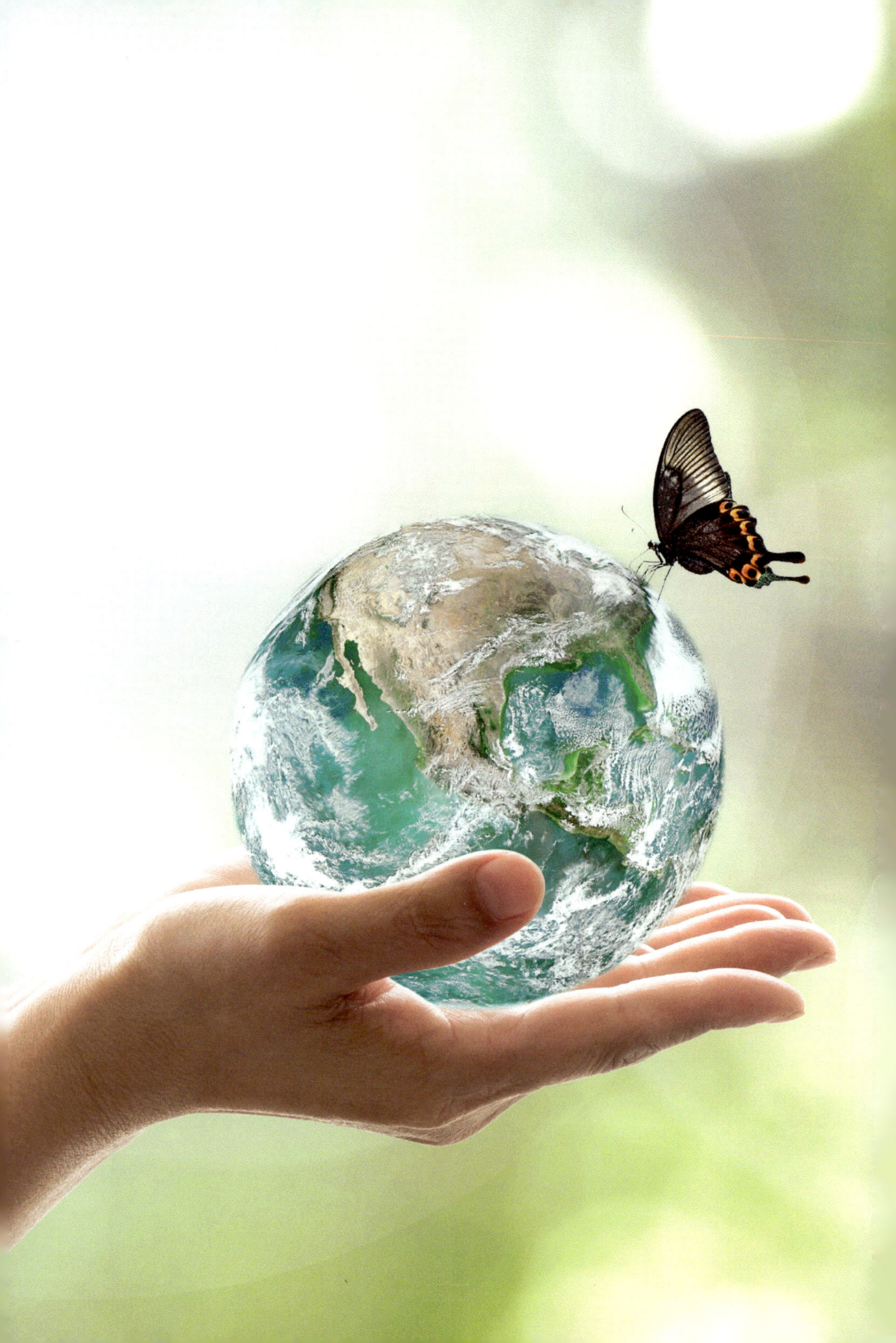

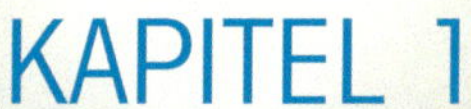

KAPITEL 1

Ein ganz besonderer Sauerstoff

Ozon, was ist das eigentlich?

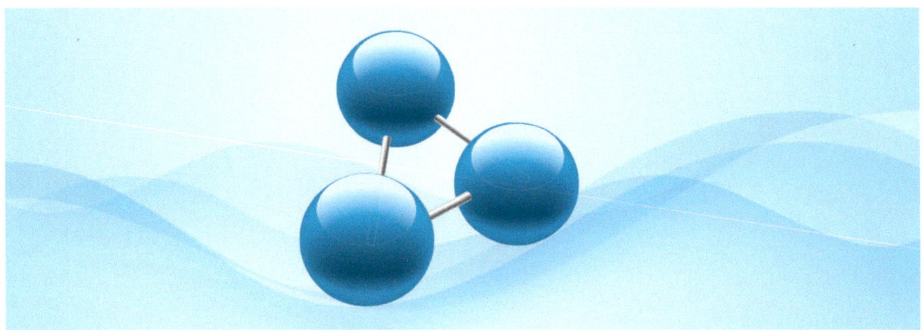

Ozon ist ein aus drei Sauerstoffatomen bestehendes Molekül und ein natürlicher Bestandteil der Erdatmosphäre. Es ist in der Lage, unsere Umwelt von Schadstoffen zu befreien sowie Menschen, Tieren und Pflanzen zu mehr Gesundheit und Ausgewogenheit zu verhelfen.

Ozon ist das Reinigungs- und Heilmittel der Natur, unentbehrlich für das ökologische Gleichgewicht auf der Erde. Eine bedeutende Schutzfunktion hat die Ozonschicht, die sich in der sogenannten Stratosphäre, der Luft in etwa 15 bis 50 Kilometern Höhe, befindet. Sie hüllt unseren Planeten ein und bewahrt alle Lebewesen vor der schädlichen ultravioletten Strahlung der Sonne, indem sie diese fast vollständig ausfiltert.

Bei den Recherchen zu diesem Buch bin ich auf ebenso viele Berichte aufmerksam geworden, die Ozon als ein giftiges Gas beschreiben. Vor allem an heißen Sommertagen und in Ballungsgebieten häufen sich Warnungen über eine zu hohe Ozonbelastung der Luft, die der Gesundheit schadet, Atemwege und Augen reizt.

Eine gut verständliche Klarstellung liefert die Autorin Paula Horan. In ihrem Buch „Ozon der unsichtbare Heiler“ kritisiert sie, dass die Menschen hier lediglich über die halbe Wahrheit informiert werden. Zu den sogenannten giftigen Ozonwerten komme es nur, wenn die

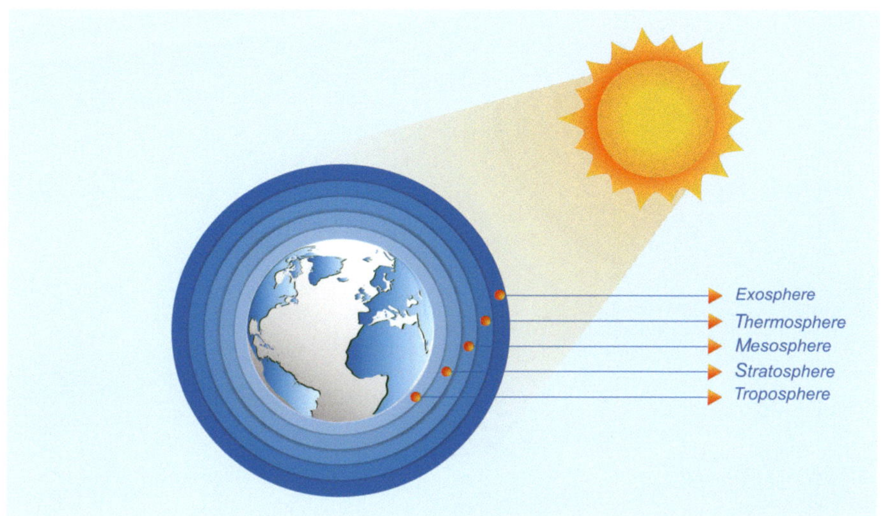

Luft zu viele Schadstoffe enthalte, jedoch zu wenig Ozon, das die Gifte neutralisieren könne. Was die Lungen reize, seien die Oxide, die übrig bleiben, wenn zu wenig Ozon auf zu viele Schadstoffe treffe.

Dass Ozon bei richtiger Anwendung viele reinigende und heilende Qualitäten für uns Menschen besitzt, gerät dabei leider in Vergessenheit.

In diesem praktischen Ratgeber möchten wir anhand von vielen Erfahrungsberichten die Vorteile von Ozon für Ihren Haushalt, Ihre Gesundheit und Ihr Wohlbefinden vorstellen. Sie erfahren, wie Sie Ozon mit Hilfe von Ozongeneratoren selbst herstellen können und was Sie für eine sichere Handhabung in den eigenen vier Wänden beachten müssen.

Diese Hinweise haben wir für Sie mit einem Kasten markiert.

Wie entsteht und funktioniert Ozon?

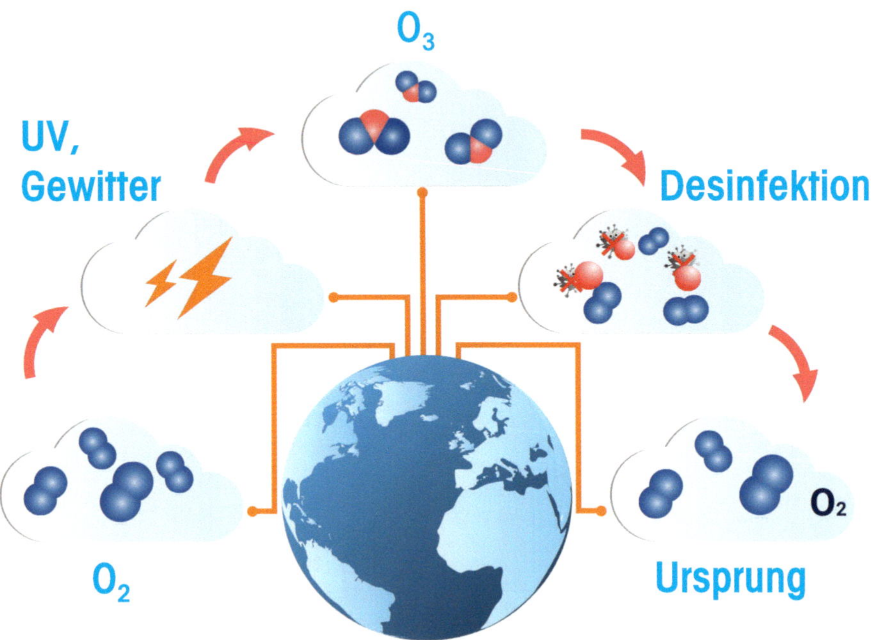

Ozon (O_3) ist eine Verbindung von O_2, einem Teil unserer Atemluft, mit O, einem freien Radikal. Es entsteht in der Atmosphäre, wenn energiereiche UV-Strahlung oder elektrische Entladungen bei einem Gewitter auf Sauerstoffmoleküle treffen: Dann wird Luftsauerstoff in zwei einzelne Atome gespaltet, die sich jeweils mit einem weiteren Sauerstoffmolekül zu Ozon verbinden. Mit drei Atomen ist Ozon allerdings nicht stabil und zerfällt bereits nach kurzer Zeit wieder zu reinem Sauerstoff.

Mit modernen Ozongeneratoren ist es möglich, diesen besonderen Sauerstoff auf einfache und sichere Weise ohne Chemikalien herzustellen und im eigenen Zuhause von den vielen reinigenden Eigenschaften zu profitieren. Sehr sauber arbeiten Geräte, die über elektrische Entladungen funktionieren: Sauerstoff (O_2) wird über eine Membran-Luftpumpe erzeugt, die Elektrizität über eine kleine Hochspannungseinheit. Über eine Spule fließt der produzierte Strom als Lichtbogen von der Anode zur Kathode. Diese kleinen Blitze spalten den zugeführten Sauerstoff und erzeugen Ozon, welches beim Einschalten aus dem Generator fließt und zur Nutzung bereit steht.

Bitte achten Sie bei der Auswahl des Gerätes darauf, dass die Technik keine freien Metall-Oxide erzeugt und der elektrische Vorgang zum Beispiel in einer geschlossenen Glaskapsel stattfindet.

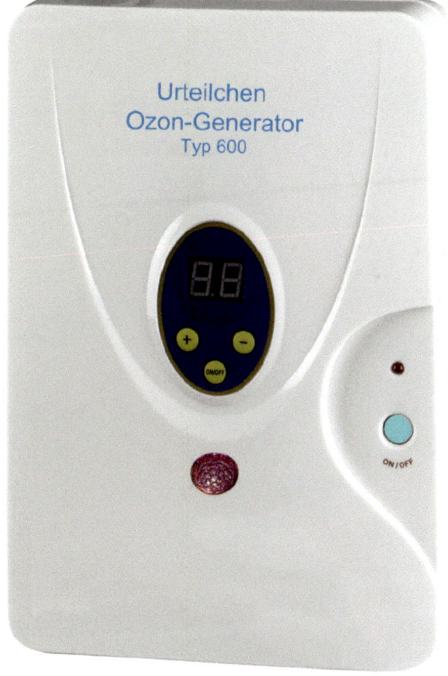

Empfehlenswert ist der Ozongenerator der Firma Wu-Wei GmbH. Dieser hat eine Leistung von 600 mg/h, wird mit zwei Sprudelsteinen und Schlauch geliefert und erfüllt alle Voraussetzungen für den Gebrauch im Haushalt.

Wie nützt Ozon der Natur?

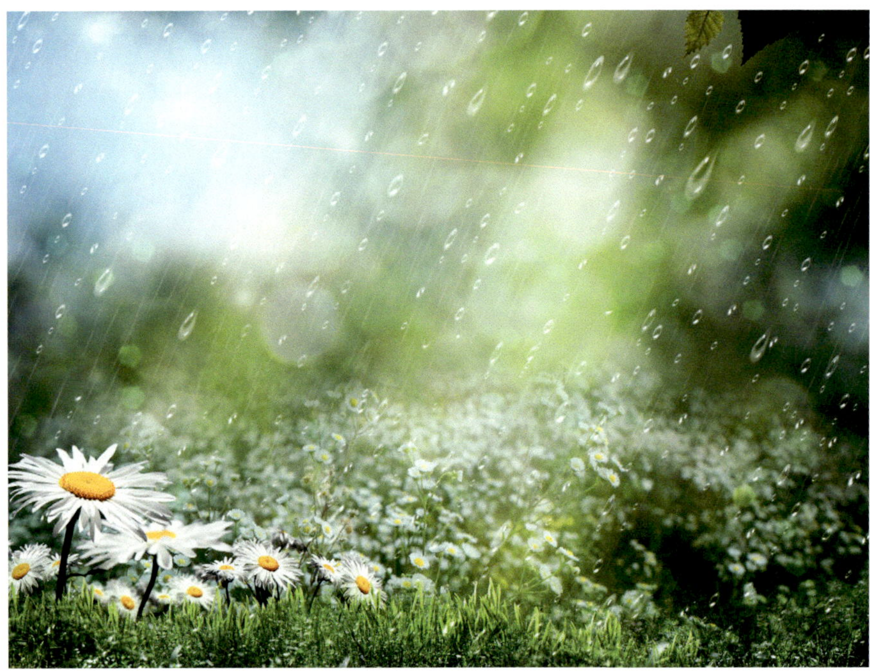

Ozon ist unverzichtbar für das ökologische Gleichgewicht auf unserem Planeten. Es schützt alle Organismen vor den schädlichen UV-Strahlen der Sonne, reinigt die Atmosphäre, befreit von Schadstoffen und versorgt Menschen, Tiere und Pflanzen mit belebendem Sauerstoff. Besonders nach einem Gewitter, am Meer oder an einem Wasserfall erleben wir die vom Ozon gereinigte, saubere und wohltuende Luft, von der wir so viel wie möglich einatmen wollen und die auf uns wie eine Frischekur wirkt. Zudem wandelt Ozon das Wasser in den Wolken in Wasserstoffperoxid um. H_2O_2 kommt mit dem Regen auf die Erde und sorgt dafür, dass unsere Flüsse, Seen, Meere, Bäume und Pflanzen gesund bleiben.

Wie kann der Mensch von Ozon profitieren?

Seine keimabtötende und desinfizierende Wirkung macht Ozon zu einem wertvollen Helfer im Haushalt. Es vernichtet Viren, Bakterien, Milben und Pilze, beseitigt schlechte Gerüche und sorgt für mehr Lebensqualität und Wohlbefinden in den eigenen vier Wänden. Bei vielen Erkrankungen ist Ozon ein guter Helfer aus der Hausapotheke. Es lässt Wunden schneller heilen, kann Entzündungen hemmen, den Kreislauf fördern, das Immunsystem stärken, das Blut sättigen und das Gewebe mit Sauerstoff versorgen.

In der Alternativmedizin setzen Ärzte und Therapeuten seit Jahrzehnten auf medizinisches Ozon. Die Ärztliche Gesellschaft für Ozonanwendung verweist auf zahlreiche wissenschaftliche Veröffentlichungen, wonach viele Krankheiten durch eine Ozontherapie positiv beeinflusst oder sogar geheilt werden können. Bei der sogenannten Ozon-Sauerstoff-Therapie wird dem Patienten Blut abgenommen, mit Ozon angereichert, und anschließend wieder dem Blutkreislauf zugeführt.

Bewährt hat sich der Einsatz von Ozon auch in der Zahnmedizin. Die Münchner Zahnärztin Andrea Stolp-Weingarten arbeitet seit Jahren mit der keimtötenden Wirkung von Ozon, die sich vor allem bei der Desinfektion von Wurzelkanälen und Zahnflächen anbietet. Bei der Parodontitis-Behandlung kann Ozon bis zur Knochenwand vordringen, Viren, Bakterien und Pilze abtöten und den Heilungsprozess beschleunigen. Auch bei Herpes, Aphthen und offenen Stellen im Mund hat Andrea Stolp-Weingarten gute Heilungsergebnisse beobachtet. Die Resonanz der Patienten sei gut, berichtet sie. Von den gesetzlichen und privaten Krankenkassen werden die Kosten für eine Ozonbehandlung nicht übernommen.

Folgenden Krankheiten können unter anderem sinnvoll mit Ozon behandelt werden:

Aids	Akne
Allergien	Alzheimer
Anämie	Alterserscheinungen
Arterienverschluss	Arteriosklerose
Arthritis	Asthma
Bindehautentzündungen	Bronchitis
Demenz	Diabetes
Durchfall	Durchblutungsstörungen
Ekzeme	Fieber
Fußpilz	Grippe
Haarausfall	Hämorrhoiden
Harnröhrenentzündung	Hautentzündungen
Herpes	Herzkrankheiten
Krampfadern	Krebs
Leberfunktionsstörungen	Lungenentzündung
Masern	Migräne
Multiple Sklerose	Mumps
Osteoporose	Parkinson
Rheuma	Schmerzen, chronische
Schlafprobleme	Schilddrüsenüberfunktion
Schlaganfall	Schuppenflechte
Tinnitus	Tuberkulose
Verbrennungen	Warzen

Ozon wird weltweit auch zur Wasserentkeimung, Aufbereitung von Trinkwasser oder in der Landwirtschaft verwendet.

Ist Ozon ein Desinfektionsmittel?

Ozon ist das stärkste Desinfektionsmittel, das der Öffentlichkeit zur Verfügung steht. Es wird seit Jahrzehnten sicher in Privathaushalten und Unternehmen eingesetzt.

Ozon wurde bereits 1906 in der Trinkwasseraufbereitung als Desinfektionsmittel eingesetzt. Auch in Kläranlagen kommt das Ozon zum Einsatz und wurde in den 1970er Jahren zum ersten Mal in den USA zur Desinfektion des Kläranlagenablaufs verwendet. Gerade die desinfizierende Wirkung auf organische Verbindungen, zum Beispiel Bakterien oder Viren, ist es, die die Ozonbehandlung zu einem wichtigen Verfahren macht. Im Gegensatz zum Chlor als alternativem Oxidations- und Desinfektionsmittel ist die Ozonbehandlung vor allem weitgehend umweltschonend. Die durch das Ozon zersetzten Verbindungen sind biologisch abbaubar und selbst das nach der Zersetzungsreaktion unverbrauchte Ozon zerfällt selbständig, wobei lediglich Sauerstoff als Zersetzungsprodukt verbleibt. Das Gas des Ozon ist ein Sauerstoffteilchen mit 3 Atomen anstatt, wie sonst üblich, 2 Atomen. Bei einer Berührung mit Krankheitserregern werden diese durch das Übertragen des dritten Atoms oxidiert.

Hand-Desinfektion

Die Verwendung von ozonisiertem Wasser zum Händewaschen tötet Bakterien und Viren bereits beim Aufprall zuverlässig ab.
Desweiteren ist auch hierbei die Ozonwaschung klar im Vorteil gegenüber der Verwendung von herkömmlichen Desinfektionsmitteln. Aus Sicht des Hautschutzes sind Desinfektionsmittel kaum an Schädigung zu überbieten, da Hautfette zunächst durch den Alkohol angelöst und dann durch die Waschung fortgespült werden.

Desinfektion von Räumen und Oberflächen

Ozon tötet Keime in der Luft und Ozonwasser auf Oberflächen mit einer rund 5mal intensiveren Wirkung als Chlor.

Die Anwendung von Ozon hat den Vorteil in alle Hohlräume einzudringen und alle unzugänglichen Stellen zu erreichen.
Beispielsweise in Küchen desinfiziert Ozonwasser Töpfe, Arbeitsplatten und Kochkessel schnell und effektiv. Auch schwer zugängliche Stellen unter, hinter oder zwischen Geräten werden gründlich sauber.

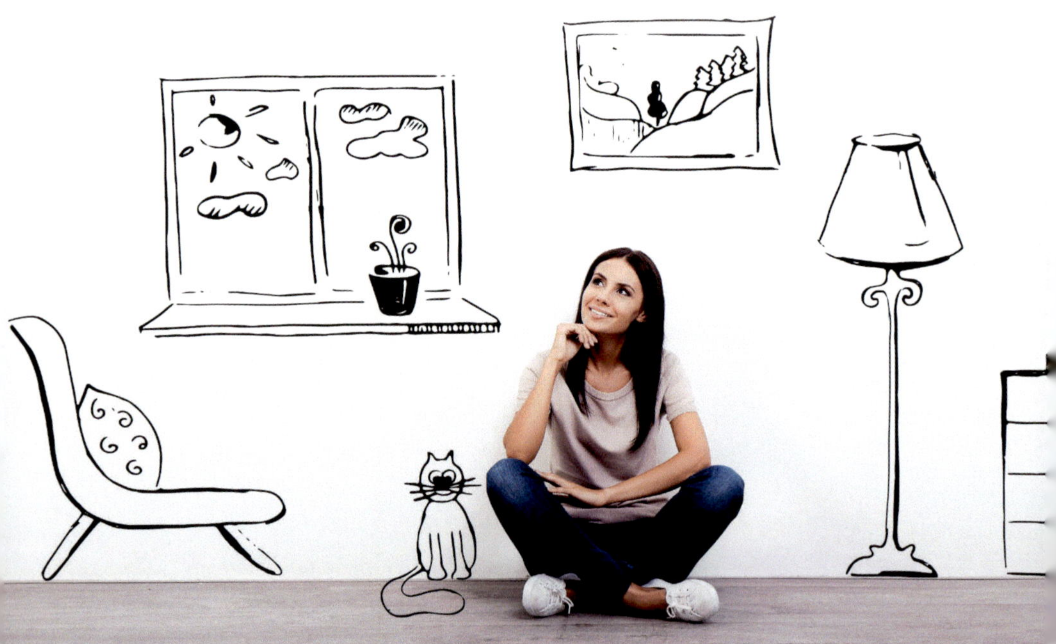

Kann ich Ozonwasser als Mundspülung verwenden?

Ozonwasser eignet sich hervorragend zur antimikrobiellen Mundspülung.
Es ist erstaunlich zu lesen, dass Ozonanwendungen in der Zahnheilkunde nach dem zweiten Weltkrieg populär gewesen sind, trotz des geringen technologischen Komforts der ozonproduzierenden Geräte. Oralchirurgen und Zahnärzte haben Ozon zur Bekämpfung von infektiösen Komplikationen bei implantierten Patienten eingesetzt.

Bei der Kariesbehandlung von kleinen Defekten (Initialkaries) wird Ozon direkt auf den befallenen Zahn aufgetragen, um die Kariesbakterien abzutöten und das auch an schwer zugänglichen Stellen und unter vorhandenen Füllungen. Außerdem wird teilweise ozonisiertes Wasser sowohl zur Behandlung von Zahnfleischentzündung und Parodontitis eingesetzt.

Erfahrung

„Nach einer Mundspülung mit Ozonwasser habe ich stets das Gefühl einer wunderbaren Geschmacksneutralität und freue mich bereits auf meine nächste Mahlzeit, welche in Punkto Geschmack seine volle Bandbreite nutzen kann. Wer hätte das gedacht!“

R.W.

Wie verhält es sich mit Viren und insbesondere mit dem Corona-Virus?

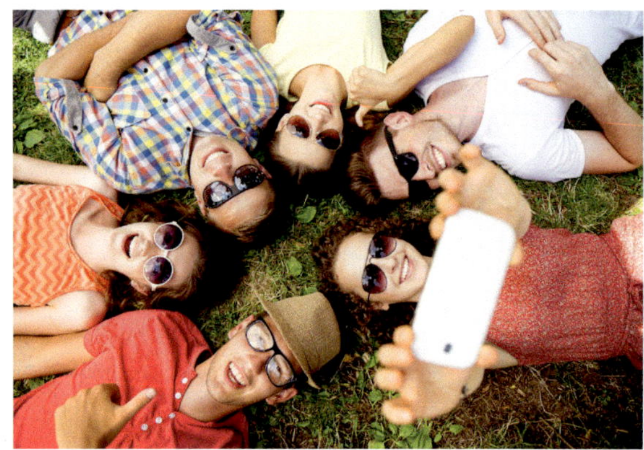

Es gibt nun mehr als 17 wissenschaftliche Studien, die zeigen, dass Ozon das SARS-Coronavirus zerstören kann. „Es wurde nachgewiesen, dass Ozon das SARS-Coronavirus abtötet“, sagte Robert Smith, Präsident und CEO von Quail Systems, LLC.

Für Orte, an denen sich viel Menschen aufhalten, ist Ozon wahrlich ein Segen in der Abwehr des Coronavirus. So betrachtet, weitet sich der Einsatzbereich auf Räume oder ganze Örtlichkeiten aus und ist obendrein preisgünstig und einfach. Hierbei kommen Krankenhäuser, Fabriken, öffentliche Räume und Verkehrsmittel, aber auch Privaträume in Betracht.

Viren sind kleine, unabhängige Partikel, die aus Kristallen und Makromolekülen aufgebaut sind. Im Gegensatz zu Bakterien vermehren sie sich nur innerhalb der Wirtszelle. Ozon zerstört Viren, indem es deren Hülle zerstört.

Zahlreiche Familien von Viren, darunter Poliovirus I und II, humaner Rotavirus, Norwalk-Virus, Parvoviren sowie Hepatitis A, B und Nicht-A-Nicht-B, sind unter vielen anderen anfällig für die Wirkungen von Ozon.

Greift Ozon auch gute Bakterien an?

Nein, denn unsere guten Bakterien haben eine Art Schutzfilm um die Zelle, der sie vor der oxidierenden Wirkung schützt. Eine genaue Erklärung liefert Verleger Richard Weigerstorfer, der sich ausführlich mit dieser Thematik beschäftigt hat:

„Während unsere guten, aeroben Bakterien für ihren Stoffwechsel Sauerstoff benötigen, existieren die schlechten, anaeroben Bakterien ganz ohne Sauerstoff. Sie besitzen keine Schutzschicht und werden bereits bei einem Redoxpotential* von 0,8 Millivolt zerstört und unschädlich gemacht. Unsere guten, aeroben Bakterien halten dagegen eine Spannung von 1,4 Millivolt aus. Sauerstoff liegt bei 1,2, reines Ozon bei etwa 1,5.

Verwenden wir nun zum Beispiel einen Generator, der 600 Milligramm Ozon pro Stunde erzeugt, und bereiten uns etwa 15 Minuten lang ozonisiertes Sauerstoffwasser zu, entsteht nicht so viel Ozon, um die guten Bakterien nachhaltig zu zerstören. Zudem reagiert O bereits im Wasserglas, so dass nach etwa 20 Minuten kein Ozon mehr im Wasser vorhanden ist. Was übrig bleibt, ist ein sehr guter Sauerstoffanteil, der auf unseren Körper durch und durch positiv wirkt."

* Das Redoxpotential ist ein Maß für die Fähigkeit eines chemischen Systems, auf andere Stoffe oxidierend oder reduzierend zu wirken. Es reagieren also zwei Partner aufeinander – der eine wird reduziert, der andere oxidiert.

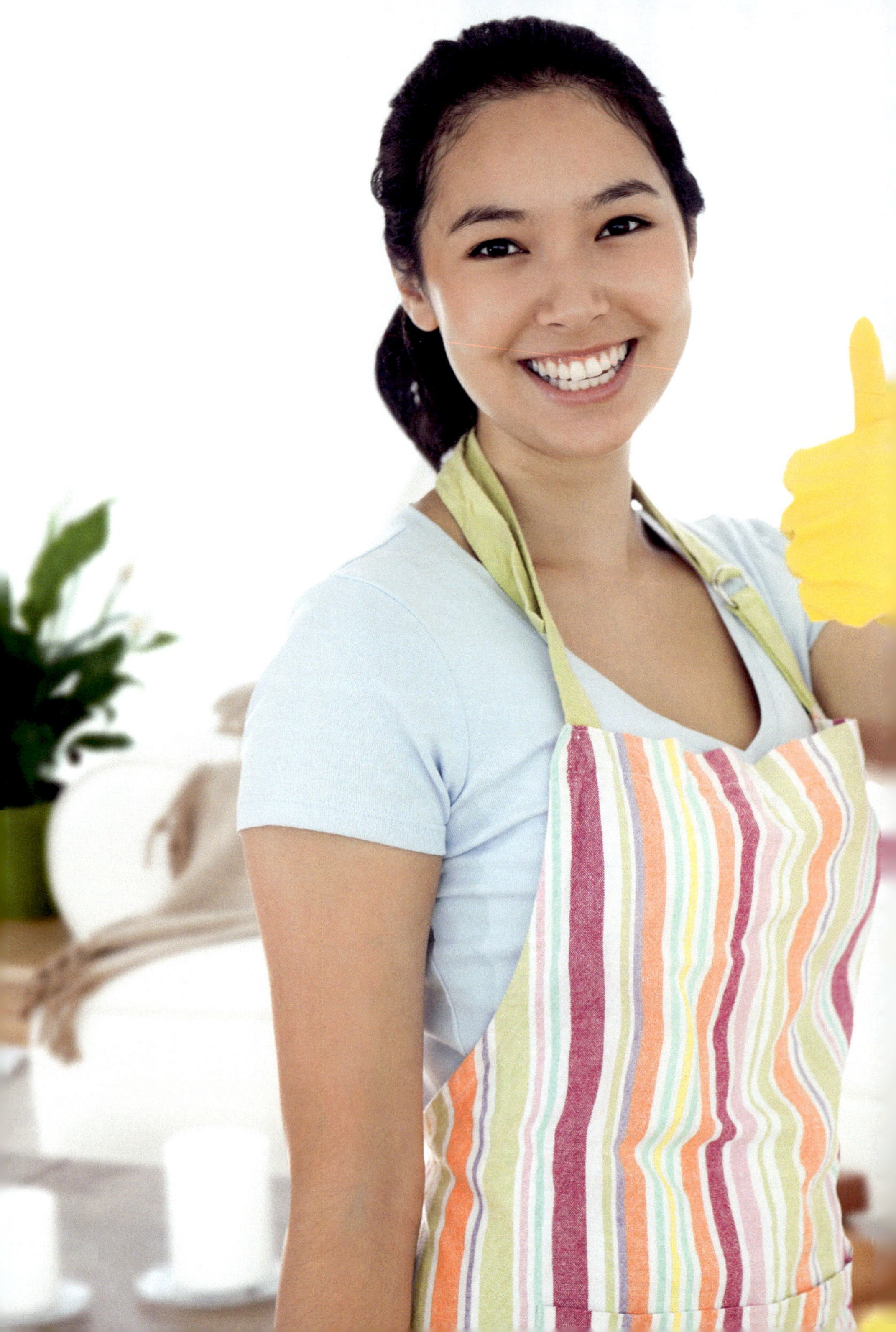

Kapitel 2

Ein wertvoller Helfer im Haushalt

Reinigung von Wohnräumen

Ob wir uns in unserem Zuhause wohlfühlen, hängt wesentlich von einem gesunden Raumklima ab. Schlechte Gerüche, Schadstoffe sowie eine stickige und verbrauchte Luft sind nicht nur unangenehm, sondern können uns auf Dauer auch ernsthaft krank machen. Ist zu wenig Sauerstoff in Wohnung oder Haus vorhanden, werden wir schnell müde und leiden unter Konzentrationsproblemen. Bei einer Raum- und Luftreinigung mit Ozon werden vorhandene Bakterien, Viren und Staubmilben zerstört. Selbst Schimmelpilze, die sich in schwer zugänglichen Ecken angesiedelt haben, können abgetötet werden. Da Ozon zudem mit der vorhandenen Luftfeuchtigkeit reagiert, entstehen winzige Mengen von Wasserstoffperoxid, welche die desinfizierende Wirkung zusätzlich verstärken. Bei dieser Reinigung verbraucht sich nur das freie Radikal O. Zurück bleibt reiner Sauerstoff O_2, der für Frische und Wohlbefinden sorgt.

Anwendung

Stellen Sie den Ozongenerator so auf, dass er ungehindert in den Raum blasen kann. Wenn Sie einen Generator verwenden, der 600 Milligramm Ozon pro Stunde erzeugt, sollten Sie ein Zimmer mit etwa 20 Quadratmeter gut 20 Minuten behandeln. Hat Ihr Gerät weniger Leistung, lassen Sie es einfach etwas länger laufen. Entfernen Sie bitte alle Schläuche und Sprudelsteine von Ihrem Generator, die üblicherweise für den Einsatz mit Flüssigkeiten mit dabei sind. Denn selbst der Schlauch lädt das vorbeiströmende O zum Reagieren ein und minimiert so den Ozon-Ausstoß. Auch der Schlauch wird dadurch geschont, da ihn das Ozon mit der Zeit brüchig werden lässt. Im Raum verbindet sich das freigesetzte Ozon sofort mit allen in der Luft befindlichen Teilchen, so dass diese in ihrer molekularen Struktur verändert oder zerstört werden. Geruchsmoleküle werden geknackt – die oxidierten Teilchen sinken zu Boden. Sie müssen nicht nach jeder Ozonbehandlung staubsaugen oder wischen, aber von

Zeit zu Zeit ist es anzuraten, da der Staub sonst immer wieder aufgewirbelt wird. Übrigens, während der Generator läuft, können Sie ohne weiteres den Raum kurz betreten. Geräte bis 600 Milligramm pro Stunde erzeugen nicht so viel Ozon, dass es uns auf diese Weise schädigen könnte.

Vermeiden Sie, dass der Ozongenerator direkt gegen eine Wand bläst. Die oxidierten Staubteilchen lagern sich dort ab und hinterlassen eine dunkle Verfärbung.

Möchten Sie sehr stark verrauchte Räume reinigen, öffnen Sie bitte zuerst die Fenster und lüften Sie gründlich durch. Schalten Sie den Ozongenerator erst ein, wenn die dicken Rauchschwaden abgezogen sind. Sonst treffen zu viele Schadstoffe auf zu wenig Ozon, was unserer Gesundheit nicht gut tut.

Wenn Sie nach der oben genannten Anleitung mit dem Ozongenerator gearbeitet haben, sollten Sie mindestens eine Stunde lang warten, bevor Sie sich wieder für eine längere Zeit im gereinigten Zimmer aufhalten. Ist der Raum schlecht belüftet, kann es unter Umständen auch etwas länger dauern. Haben Sie trotzdem zu viel Ozon oder Oxide eingeatmet, spüren Sie ein leichtes Kratzen im Hals, doch die etwas gereizten Zellen in den Bronchien erholen sich rasch wieder. Nach einer Stunde haben sich nahezu alle freien Radikale an etwas angelagert, auch an die Wäsche, die Wände und den Boden des Zimmers. Sie können die reine und saubere Luft genießen

Tipp

„Ich habe festgestellt, dass zwei kurze Ozon-Anwendungen, etwa zwei Mal fünf Minuten, intensiver wirken, als eine lange, also in diesem Fall zehn Minuten. Warum das so ist? Vielleicht, weil die oxidierten Geruchsmoleküle erst mal absinken können und der Rest beim zweiten Durchlauf oxidiert wird?“

Richard Weigerstorfer

Erfahrungen

„Jeden Morgen, bevor ich das Haus verlasse, schalte ich im Schlafzimmer für etwa 30 Minuten meinen Ozongenerator ein. Bei mir steht er in der Nähe eines Kleiderständers, an dem mein Bademantel hängt. Ziehe ich am Abend den Bademantel an, kommt mir jedes Mal eine frische Wolke sauberer Luft entgegen, die mich an einen Frühlingsmorgen erinnert. Das Ozon hat alle Gerüche beseitigt, jede Menge Sauerstoff hängt noch in den Fasern und belebt mich geradezu.“

R. W.

„Ozon eignet sich bestens zur Desinfektion der sanitären Anlagen. Ist ein Familienmitglied zum Beispiel an einem Darminfekt erkrankt, gab es noch nie Probleme mit einer Ansteckung.“

Lena Lieblich

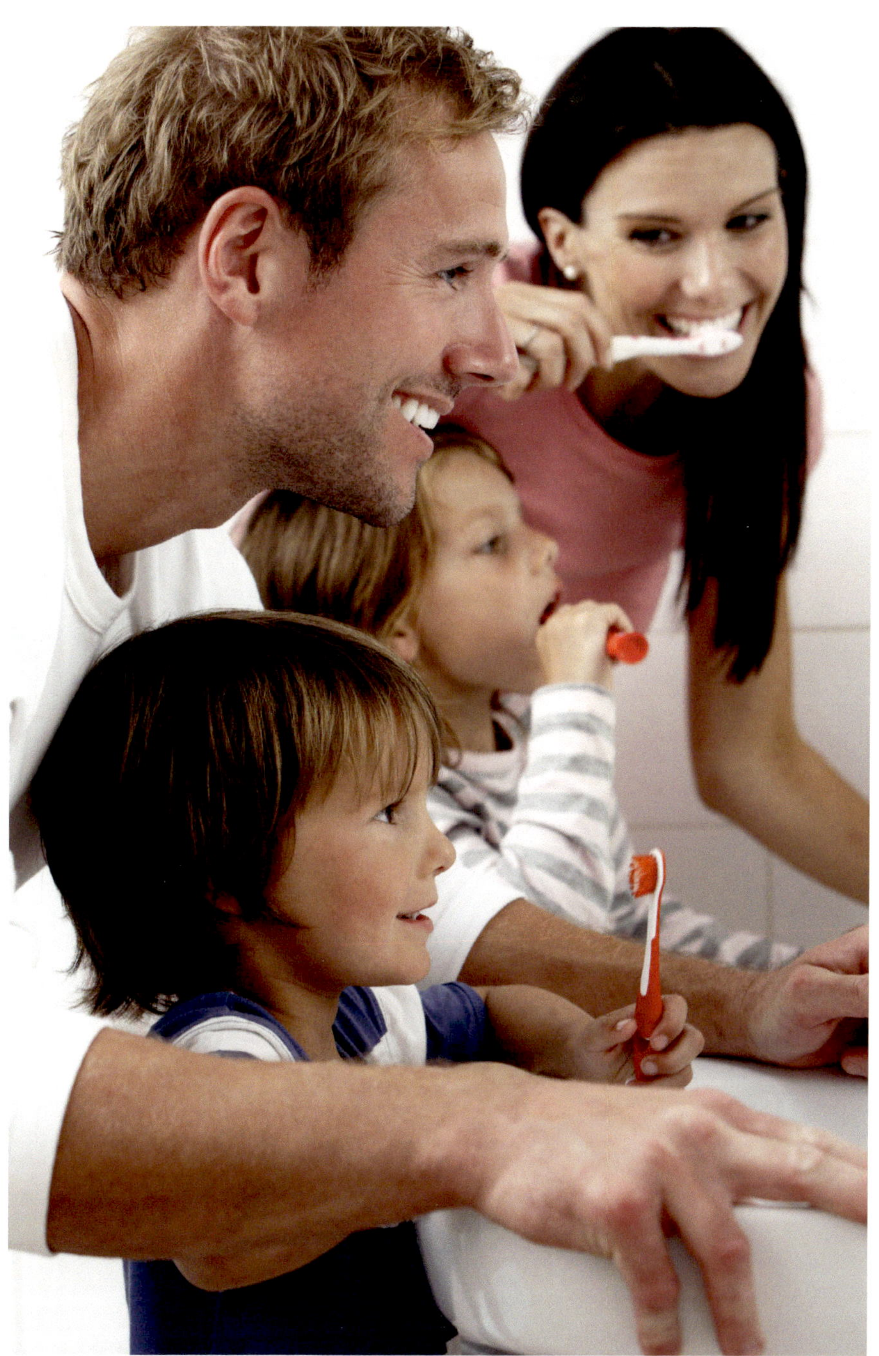

Neutralisieren von Küchengerüchen

Blumenkohl, Rosenkohl, Wirsing oder Brokkoli – wir alle kennen die unangenehmen Gerüche nach der Zubereitung bestimmter Lebensmittel. Meist sind diese Moleküle ziemlich hartnäckig und halten sich auch nach gründlichem Lüften noch lange im Raum. Für die Neutralisierung wenden Sie den Ozongenerator wie bei der Raumreinigung an. Je nach Größe der Küche ist eine Laufzeit von fünf bis zehn Minuten meist ausreichend.

Geruchskiller für Kühlschrank und Co.

Häufig bewahren wir im Kühlschrank Lebensmittel auf, die nicht besonders gut riechen. Vor allem der Geruch von Käse verbreitet sich bis in die letzten Ecken, hängt sich meist auch an den Gummidichtungen fest und schlägt einem jedes Mal entgegen, wenn man die Türe öffnet. Auch Schimmel und Bakterien siedeln sich gerne an und können unsere Gesundheit gefährden.

Anwendung

Für eine gründliche Reinigung Ihres Kühlschrankes entfernen Sie alle Lebensmittel und wischen jede Ecke gut aus. Anschließend lassen Sie den Ozongenerator etwa 20 Minuten lang in den Kühlschrank blasen. Für diese Zwecke gibt es auch kleinere Ozongeräte, die Sie einfach hinein stellen können. Auch Ihre Spül- und Waschmaschine, der Schuhschrank oder die Vorratskammer werden auf diese Weise von unangenehmen Gerüchen und Bakterien befreit und ausreichend desinfiziert.

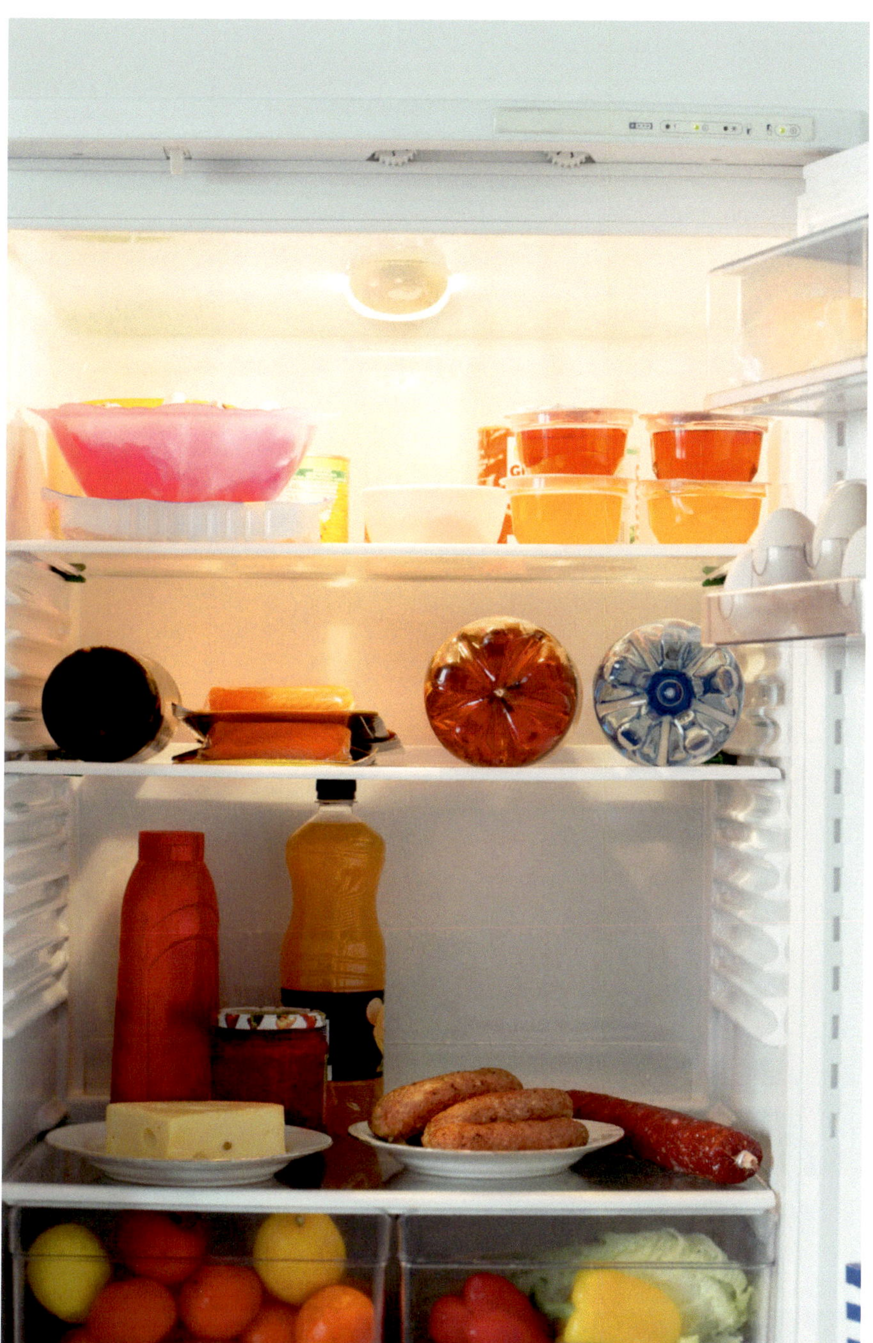

Entkeimung von Obst und Gemüse

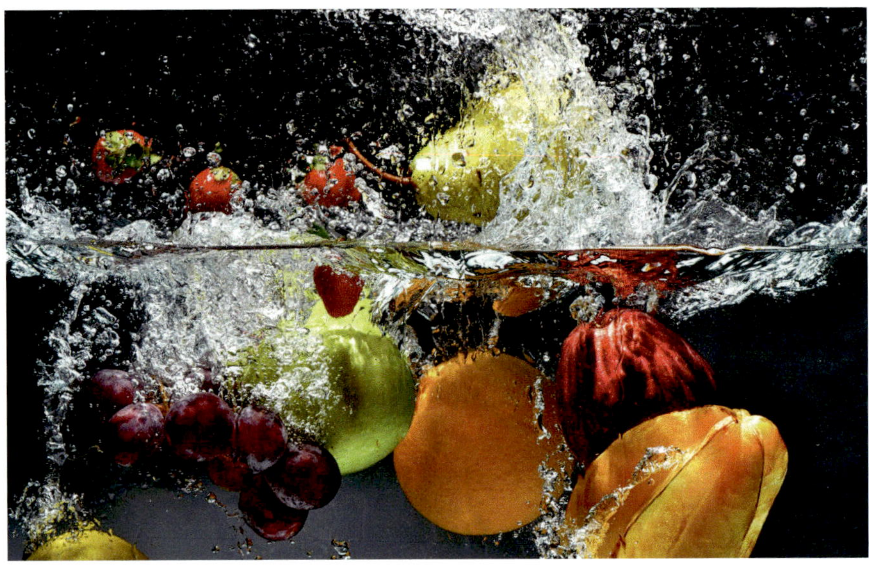

Leider ist es oft nicht ausreichend, Obst, Gemüse, Salate und Kräuter vor dem Essen einfach nur abzuwaschen. Wenn auch für unser Auge nicht erkennbar, halten sich Rückstände von Spritz- und Düngemitteln oder Jauche-Reste hartnäckig. Vor allem im Sommer, wenn die Salate nicht aus dem Treibhaus kommen und im Freien wachsen, besteht zudem die Gefahr von Tierkot. Und wenn Sie in der freien Natur Wildkräuter für Ihren Grünen Smoothie sammeln, wissen Sie nicht, welcher Hund dort seine Gassi-Runde gedreht hat. Zudem sind gerade unsere gesunden Lebensmittel anfällig für Keime – besonders die bereits verzehrfähigen, verpackten Schnittsalate weisen häufig eine mikrobielle Belastung auf.

Anwendung

Legen Sie Ihr Obst oder Gemüse in eine Schale oder ins Spülbecken. Befestigen Sie Schlauch und Sprudelstein an Ihrem Ozongenerator, geben alles ins Wasser und lassen das Gerät etwa 30 Minuten laufen. Alles, was an bakteriellen Verschmutzungen vorhanden ist, wird unschädlich gemacht. Positiver Nebeneffekt: Das Waschwasser tötet auch gleich alle Bakterien im Abfluss.

Erfahrungen

„Ich habe meinen Ozongenerator in der Küche an der Wand befestigt, so dass er immer griffbereit ist. Kaufe ich Obst, lege ich es immer für eine halbe Stunde in eine große Schüssel mit Ozonwasser. Ich habe den Eindruck, dass vorhandene Spritzmittel in dieser Zeit ins Wasser übergehen und die Lebensmittel länger frisch bleiben. Besonders bei weichem Obst stelle ich immer wieder fest, dass es nicht so schnell zu schimmeln beginnt."

Lena Lieblich

„Wenn ich bestimmte Obstsorten, vor allem Äpfel oder Birnen, esse, an denen versteckte Keime oder Pestizide hängen, leide ich häufig unter schmerzhaften Blasen an Zunge und Gaumen. Reinige ich mein Obst vor dem Verzehr mit ozonisiertem Wasser, geht es mir gut – alle Stoffe, auf die ich allergisch reagiere, scheinen neutralisiert zu sein. Es ist immer wieder erschreckend zu sehen, welch schmieriger Film sich nach dem Ozonisieren von vermeintlich sauberem und pestizidfreiem Obst und Gemüse auf dem Wasser gebildet hat."

Bettina Maier

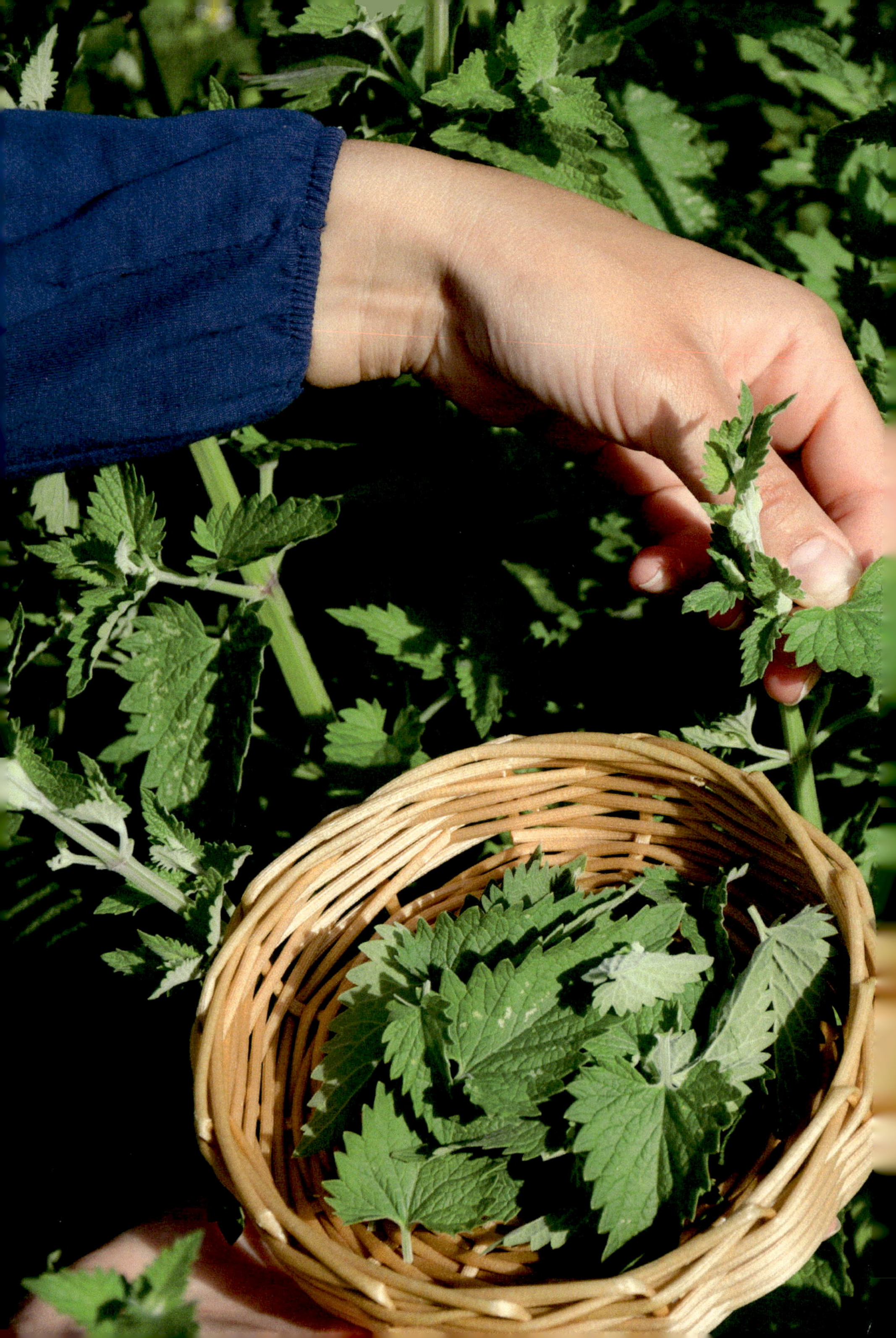

Wildpflanzen keimfrei genießen

Löwenzahn, Gundermann, Bärlauch, Brennnessel, Knoblauchsrauke oder Giersch: Immer mehr Menschen entdecken das Sammeln und die Zubereitung heimischer Wildpflanzen für sich. Sie werten unsere Gerichte nicht nur durch bislang noch unbekannte Geschmacksnuancen auf, sondern erfüllen auch bestens den Anspruch der Zeit nach einer natürlichen Ernährung.

Wohlschmeckend, gesund und kostenlos erwarten uns allerlei essbare Pflanzen, im besten Fall direkt vor der Haustüre. Vermeiden Sie bitte, an stark befahrenen Straßen, beliebten Gassi-Flächen oder in der Nähe von konventionell bewirtschafteten Feldern zu sammeln. Suchen Sie stattdessen nach etwas abgelegenen Wiesen und Waldgebieten, je natürlicher die Umgebung ist, umso besser. Trotzdem können Sie natürlich nie wissen, welchen Einflüssen eine frei wachsende Pflanze ausgesetzt ist, weshalb Sie auf ein gründliches Waschen nie verzichten sollten.

Behandeln Sie Ihr Sammelgut mit Ozon, können Sie auf Nummer sicher gehen. Ozonisieren Sie die Pflanzen etwa 20 bis 30 Minuten lang im Wasserbad, werden eventuell vorhandene Erreger oder Urinreste von Wildtieren beseitigt. Sie können mit ruhigem Gewissen die gesunde Pflanzenkost als Salat oder Smoothie, getrocknet als Tee oder Gewürzmischung oder verarbeitet in Butter oder Ghee genießen.

Keine stinkenden Schuhe mehr

Wie unangenehm ist es doch, die Schuhe auszuziehen und eine übel riechende Duftwolke freizusetzen. Vor allem in Gesellschaft möchte man am liebsten fluchtartig den Raum verlassen. Die Ursache sind meist Bakterien, die sich in der warmen und feuchten Umgebung sehr wohl fühlen und ausbreiten. Mit Ozon haben Sie ein wunderbares Hilfsmittel an der Hand, um müffelnde Schuhe aus Ihrem Leben zu verbannen.

Anwendung

Schieben Sie den Schlauch mit Sprudelstein ganz nach vorne in den Zehenraum. Jeden Schuh sollten Sie etwa 30 Minuten lang mit dem Ozon behandeln, so dass alle Bakterien vernichtet und üble Geruchsmoleküle aufgelöst werden. Wenn Sie die Anwendung in regelmäßigen Abständen wiederholen, werden Sie überrascht sein, wie neutral Ihre früheren Stinkeschuhe plötzlich riechen und problemlos im Flur stehen können.

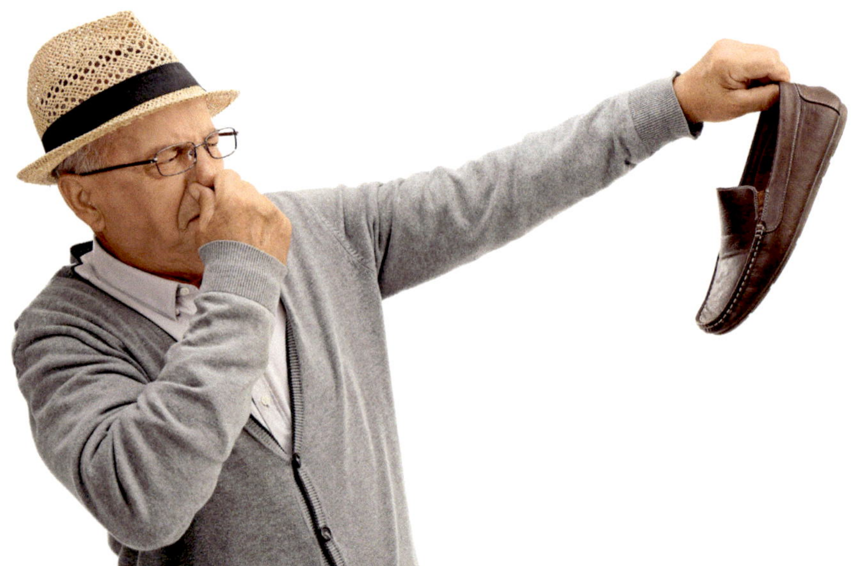

Erfahrung

„Ich habe dieses Problem mit meinen Wanderschuhen. Diese haben einen höher geschnittenen Schaft und riechen nach einer längeren Wanderung nicht besonders gut. Mein Ozongenerator ist mir dann immer eine große Hilfe, denn durch den Luftstrom wird der Schuh auch besser ausgelüftet. Was ich immer wieder verwundert feststelle ist, dass die Schuhe am nächsten Tag wie Kraftspender wirken, gerade so, also würde mir das Ozon über die Füße noch zusätzlich Energie zuführen."

Richard Weigerstorfer

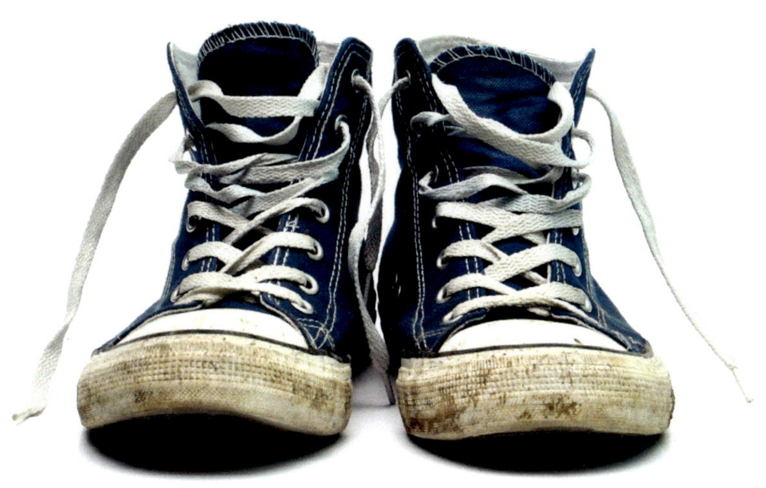

Schweißgeruch ade

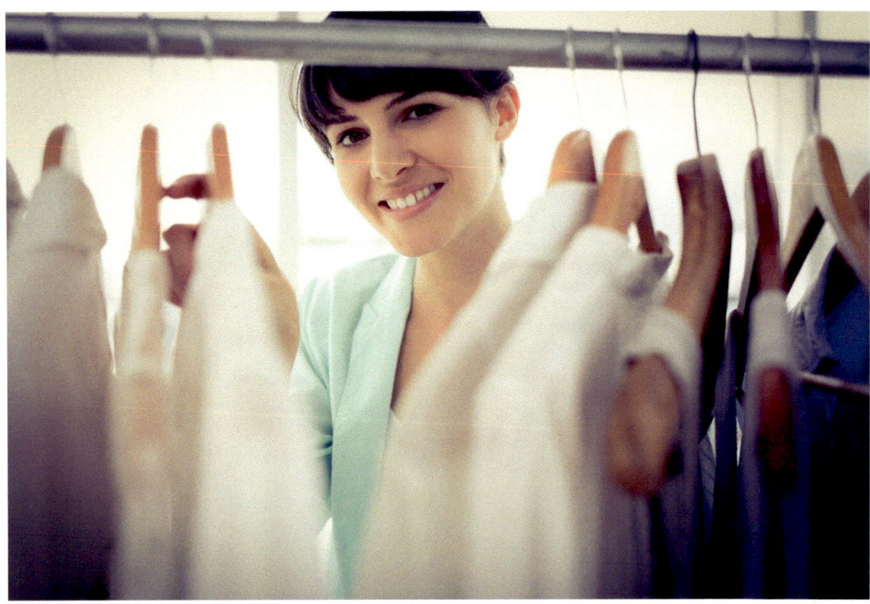

Haben sich Bakterien in unserer Kleidung angesiedelt, riechen Blusen und Hemden selbst nach kurzem Tragen schnell wieder intensiv nach Schweiß. Hier hilft kein Deodorant, denn die üblen Geruchsbakterien sitzen im Stoffgewebe, vor allem unter den Achseln. Besonders groß ist das Problem, wenn die betroffene Kleidung nur bis 40 Grad gewaschen werden kann – denn diese Temperatur kann den Bakterien nichts anhaben.

Anwendung

Befestigen Sie den Schlauch am Generator und lassen Sie das Ozon ins betroffene Gewebe strömen. Es reichen bereits zwei Minuten für das gesamte Kleidungsstück aus, um die lästigen Bakterien zu vernichten.

Erfahrungen

„Ich habe die grandiose Erfahrung gemacht, dass ein Trainingsshirt, das immer nach Schweiß gerochen hat, innerhalb von 30 Sekunden wie neu regeneriert wurde. Dazu habe ich den Achselbereich des Shirts genau vor den Auslass des Ozongerätes gehalten und leicht schwenkende Bewegungen gemacht. Alle Bakterien, die für den unangenehmen Schweißgeruch verantwortlich waren, sind in dieser kurzen Zeit unschädlich gemacht worden. Vorher hatte selbst mehrmaliges Waschen nichts genützt."

„Als ich ein feuchtes Saunatuch in der Badetasche vergessen hatte, entwickelte sich ein sehr starker Modergeruch, so dass ich das Tuch schon entsorgen wollte. Gott sei Dank ist mir mein Ozongenerator eingefallen. Ich steckte das Saunatuch in eine Plastiktüte, ließ das Ozon ein und schüttelte alles durch. Nach ein paar Minuten war der muffige Geruch sprichwörtlich weggeblasen. Da das Saunatuch eine sehr große Kontakt- und damit Reaktionsfläche für das Ozon darstellt, konnte nicht mehr viel in die Luft entweichen und ich spürte keinerlei Reizung, obwohl ich mich in unmittelbarer Nähe des Luftausstoßes befand."

Richard Weigerstorfer

Tiergerüche aus Haus und Auto entfernen

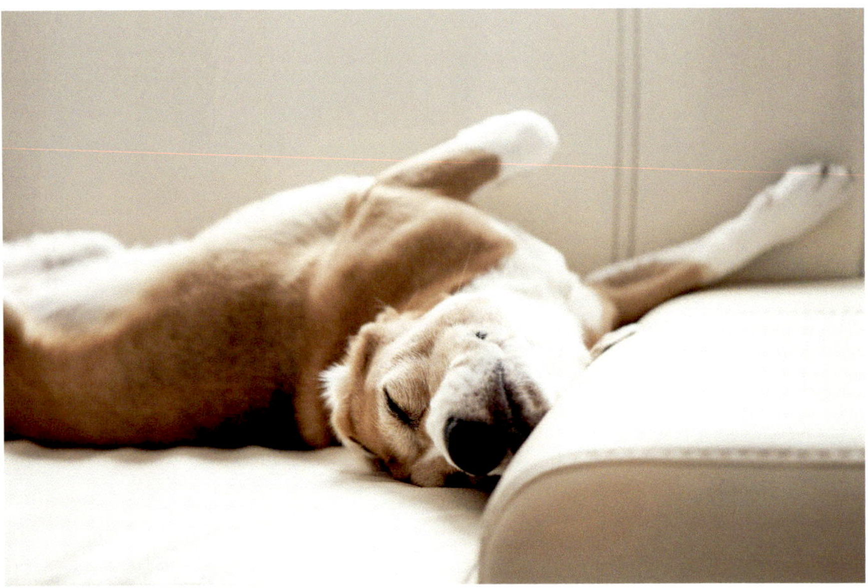

Das Hundekörbchen, die Katzentoilette, die Decken im Kofferraum – mit der Zeit nehmen die Sachen unserer vierbeinigen Lieblinge einen speziellen Geruch an. Richtig unangenehm wird es, wenn auch Möbel, Sofa, Gardinen oder Teppiche betroffen sind. Darf der Hund im Auto oder Wohnmobil mitfahren, siedeln sich auch hier Geruchsmoleküle an, die im geschlossenen Raum vor allem von Nicht-Haustierbesitzern noch viel intensiver wahrgenommen werden. Und wer sein Fahrzeug verkaufen möchte, hat mit vorhandenen Tiergerüchen nicht die besten Voraussetzungen.

Anwendung

Behandeln Sie die geruchsintensiven Gegenstände je nach Größe etwa 10 bis 20 Minuten mit Ozon. Meist bietet sich gleich eine komplette Raumreinigung an, denn das Ozon kommt bis in die letzen

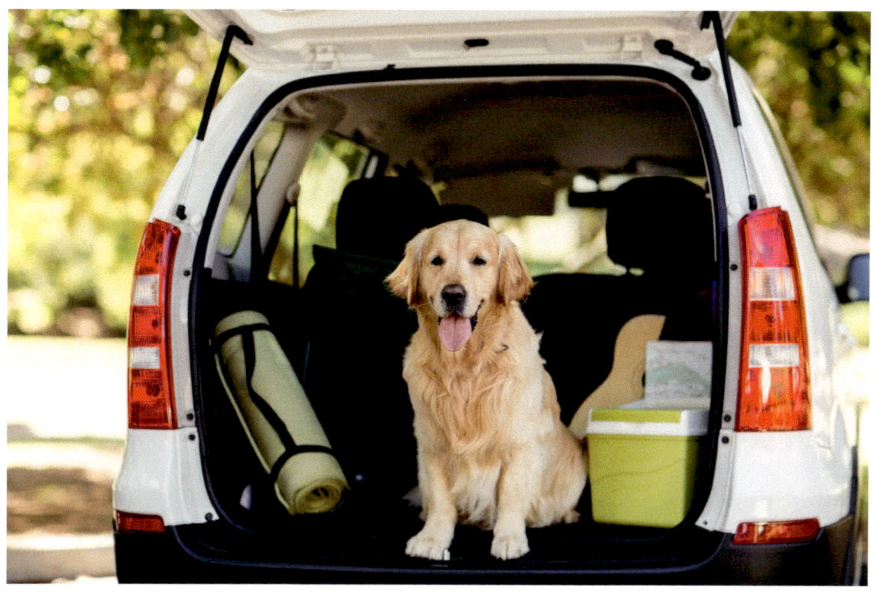

Ecken und knackt alle im Zimmer befindlichen Geruchsmoleküle. Wollen Sie Ihr Auto oder Wohnmobil reinigen, lassen Sie den Generator für etwa 20 Minuten in den Innenraum des Fahrzeuges blasen. Bitte achten Sie darauf, anschließend alle Fenster und Türen zu öffnen und gründlich durchzulüften.

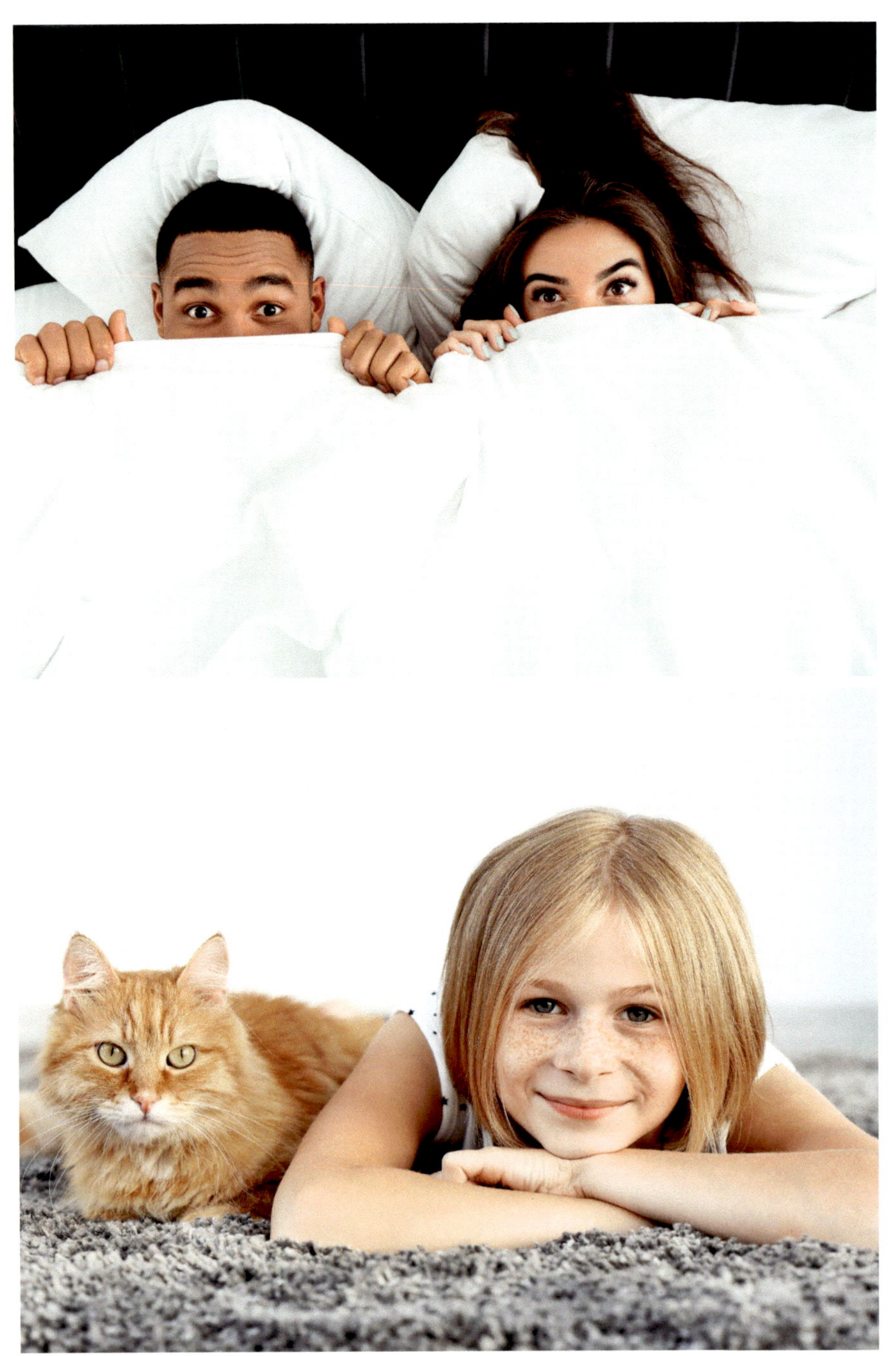

Keine Macht den Milben

Haben Sie es gewusst? In Ihrem Bett leben bis zu 1,5 Millionen Milben. Die Spinnentierchen ernähren sich von unseren Hautschuppen und fühlen sich im feuchten und warmen Klima von Matratze, Kopfkissen und Decke äußerst wohl. Milben gehören seit Urzeiten zum menschlichen Umfeld, haben nichts mit einer mangelnden Hygiene zu tun und können keine Krankheiten übertragen. Trotzdem sind sie sehr gefürchtet, da sie zu einer unangenehmen und häufig auch gefährlichen Hausstaub-Allergie führen können. Ausgelöst durch den Kot der Milben, leiden Betroffene unter tränenden, juckenden Augen, Husten, Schnupfen, Ekzemen und in schweren Fällen sogar unter Atembeschwerden und Asthma. Milben lassen sich nicht vollständig entfernen, eine regelmäßige Desinfektion Ihres Bettes schafft jedoch Erleichterung und senkt bei gesunden Menschen das Risiko, an einer Allergie zu erkranken.

Anwendung

Eine Behandlung mit Ozon sorgt für eine antibakterielle Entkeimung von Matratze und Bettzeug. Um die Anzahl der Milben dauerhaft zu minimieren, sollten Sie Ihr Schlafzimmer regelmäßig, wenn möglich täglich, etwa 20 bis 30 Minuten mit Ozon reinigen. Für eine gezielte Behandlung halten Sie den Schlauch des Generators an die betroffenen Stellen und lassen das Ozon fünf bis zehn Minuten ins Gewebe blasen.

Bitte die Sicherheitshinweise der Raumreinigung beachten.

Tipp

Milben fühlen sich auch in Stofftieren, der Couch oder im Teppich wohl. Behandeln Sie auch diese Sachen regelmäßig mit Ozon – fünf bis zehn Minuten reichen aus.

Anhaltende Frische im Kleiderschrank

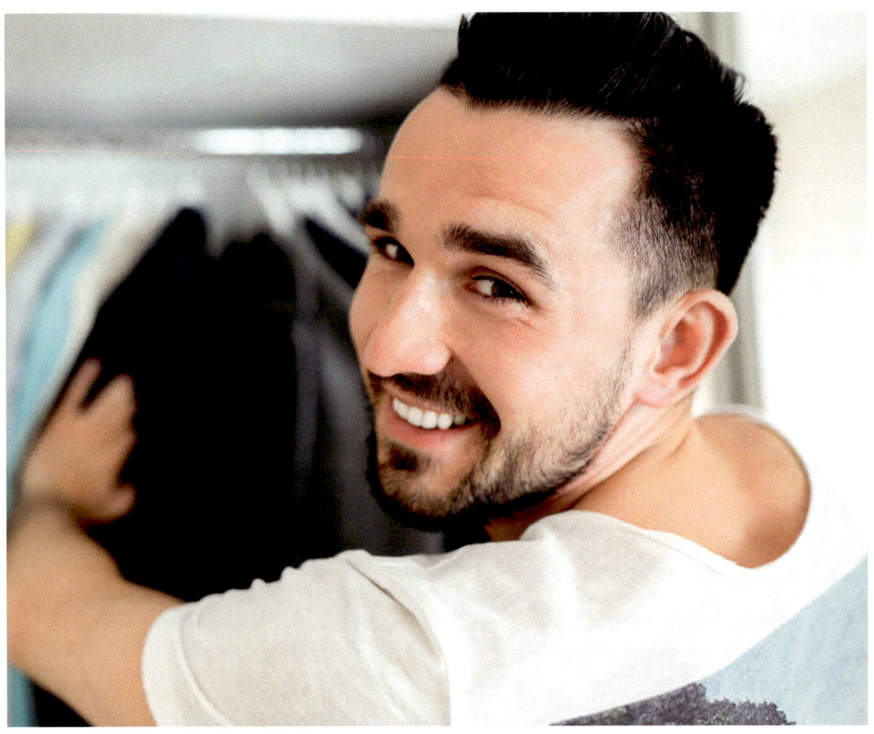

Wenn Bekleidung länger ungetragen im Schrank hängt, verliert sie an Frische. Behandeln Sie den Inhalt des Kleiderschrankes für etwa zehn Minuten mit Ozon, fühlen sich Pullover, Blusen, Hemden, Hosen und Wäschestücke wie frisch gewaschen an. Sie sparen sich einen Waschvorgang und haben garantiert Freude daran, die Sachen anzuziehen.

Erfahrungen

„Ich behandle meine Klamotten schon vor dem Waschen mit Ozon, häufig auch einfach zwischendurch. Fühle ich mich in bestimmten Situationen unsicher, halte ich im bekleideten Zustand für ein paar

Sekunden den Ozongenerator an den Stoff – achte natürlich darauf, den Sauerstoff nicht direkt einzuatmen – und beseitige so vorhandene Geruchsbakterien.“

Lena Lieblich

„Blazer, Sakko, Strickjacken – meist ist diese Kleidung nicht schmutzig, riecht aber nach einem anstrengenden Tag unangenehm. Mit einer Ozonbehandlung können Sie sich so manche chemische Reinigung sparen.“

Bettina Maier

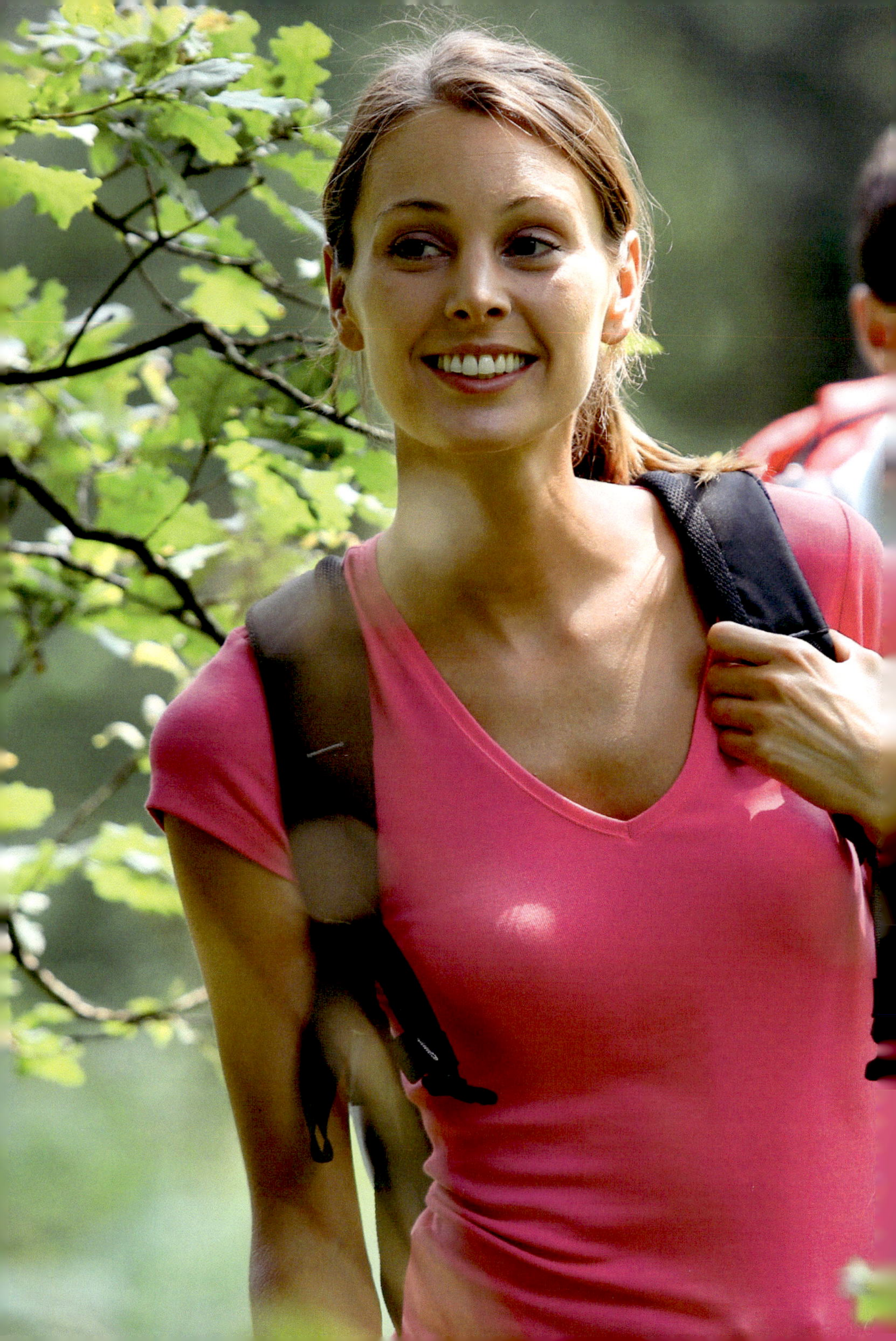

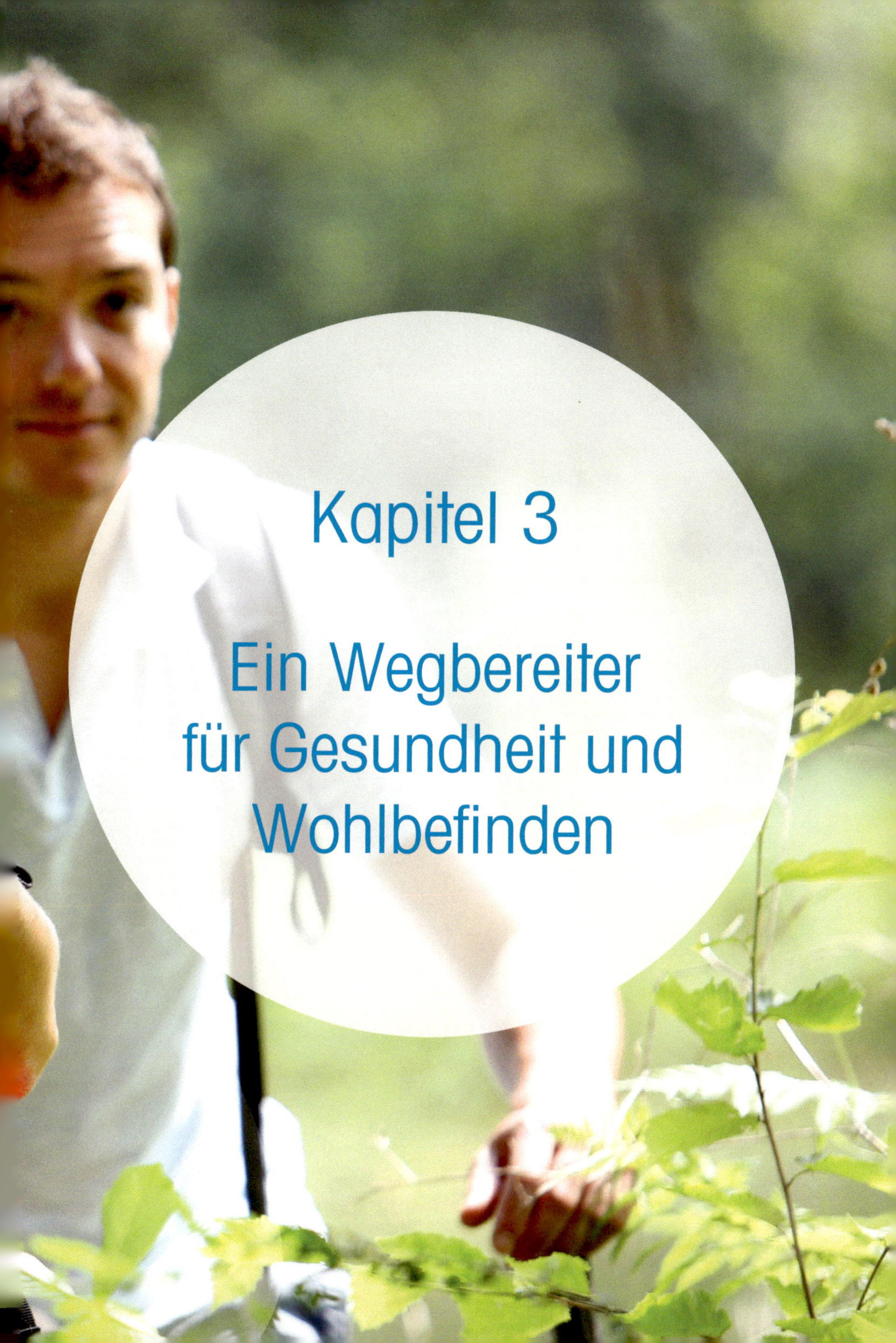

Kapitel 3

Ein Wegbereiter für Gesundheit und Wohlbefinden

Sauerstoffwasser: Belebt und vitalisiert

Sauerstoff ist unser Lebenselixier. Je besser unsere Zellen damit versorgt sind, desto energiegeladener, stärker und gesünder fühlen wir uns – in körperlicher, geistiger und seelischer Hinsicht. Zahlreiche Beschwerden und Erkrankungen, wie etwa Konzentrations- und Leistungsschwäche, vorzeitige Alterungsprozesse oder ein geschwächtes Immunsystem, haben häufig mit einer mangelnden Sauerstoffversorgung unseres Organismus zu tun. Mit gezielten Atemübungen, Kreislauf ankurbelnden Massagen, leichtem Muskel- und Ausdauertraining sowie einer ausgewogenen Ernährung können Sie Ihre Sauerstoffbilanz verbessern. Reichern Sie Ihr tägliches Trinkwasser zudem mit Sauerstoff an, wird es Ihnen Ihr Körper mit gesteigertem Wohlbefinden, Frische und Vitalität danken.

Anwendung

Sauerstoffwasser für Vitalität und Wohlbefinden: Lassen Sie das Ozon durch Schlauch und Sprudelstein etwa zehn Minuten in einen Krug oder eine Karaffe Wasser fließen. Anschließend das Wasser bitte 20 bis 30 Minuten stehen lassen. In dieser Zeit lösen sich alle freien Radikale auf, zurück bleibt reines, sauberes und keimfreies Sauerstoffwasser, von dem Sie so viel trinken können, wie Sie wollen.

Ozonwasser für eine intensive Reinigung Ihres Körpers:

Wollen Sie zum Beispiel eine Erkältung, Gastritis oder bakterielle Erkrankungen in Mund, Hals und Bronchien bekämpfen, trinken Sie das Wasser bitte sofort nach der Zubereitung. Das Ozon hält sich nur kurze Zeit, hat sich nach 20 bis 30 Minuten vollständig aufgelöst, und kann den Viren und Bakterien nicht mehr zu Leibe rücken.

Bitte beachten Sie, dass ein bis zwei Gläser Ozonwasser pro Tag ausreichend sind.

Nehmen Sie bitte keine Antioxidantien, wie Vitamin C, Vitamin E, Carotin und Selen, zusammen mit Ozonwasser ein. Als Gegenspieler heben sie sich in ihrer Wirkung gegenseitig auf. Es genügt, wenn Sie diese Antioxidantien am Tag der Ozonbehandlung meiden.

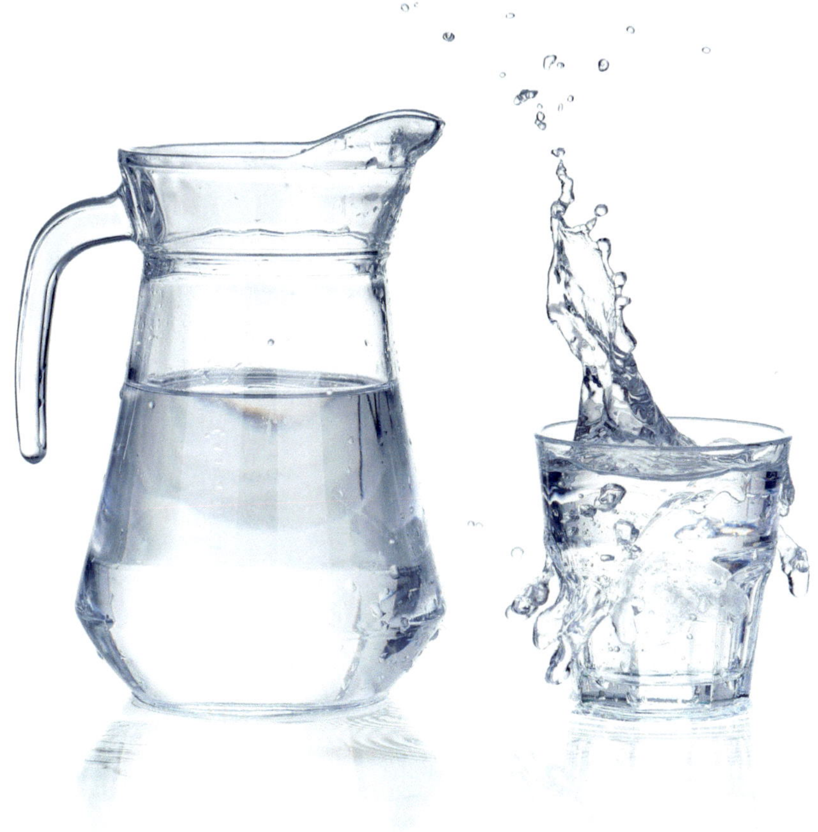

Auf einen Blick

Was ozonisiertes Sauerstoffwasser alles kann:

- den Körper von Krankheitserregern, Viren, Bakterien, Keimen und Blutparasiten befreien,
- den Körper beleben und für mehr Vitalität und Wohlbefinden sorgen,
- das Gewebe, Blut und Lymphe mit ausreichend Sauerstoff versorgen und die Bildung roter Blutkörperchen anregen,
- das Blutbild verbessern,
- den Energiezustand des menschlichen Körpers erhöhen,
- den Alterungsprozess verlangsamen,
- Blut und Organe entgiften und für den Abtransport von Giftstoffen und Schlacken sorgen,
- das Immunsystem stärken,
- die Abwehrkräfte steigern,
- die Gefäße reinigen,
- den Blutdruck regulieren,
- die Herzkranzgefäße erweitern,
- Lipide (Fette) verbrennen und ihre Ablagerung im Organismus verhindern,
- die Elastizität in arteriellen Gefäßen erhöhen,
- das Risiko einer Thrombose, Embolie, eines Schlaganfalls oder Herzinfarktes senken,
- für eine gute Sauerstoffversorgung des Gehirns sorgen,
- die Konzentration, das Gedächtnis und die Intelligenzleistung steigern,

- entzündungshemmend im Zahnfleisch, Rachen, Magen- und Darmtrakt, Knochen- und Muskelgewebe wirken,
- verdauungsregulierend wirken,
- den Stoffwechsel und die Entgiftungsarbeit der Leber unterstützen,
- schädliche Chemikalien in weniger schädliche Moleküle zerlegen und aus dem Körper ausleiten,
- die Heilung bei Gastritis und Durchfall-Erkrankungen fördern,
- heilsam auf Blase und Niere wirken,
- gegen Schlaflosigkeit wirken

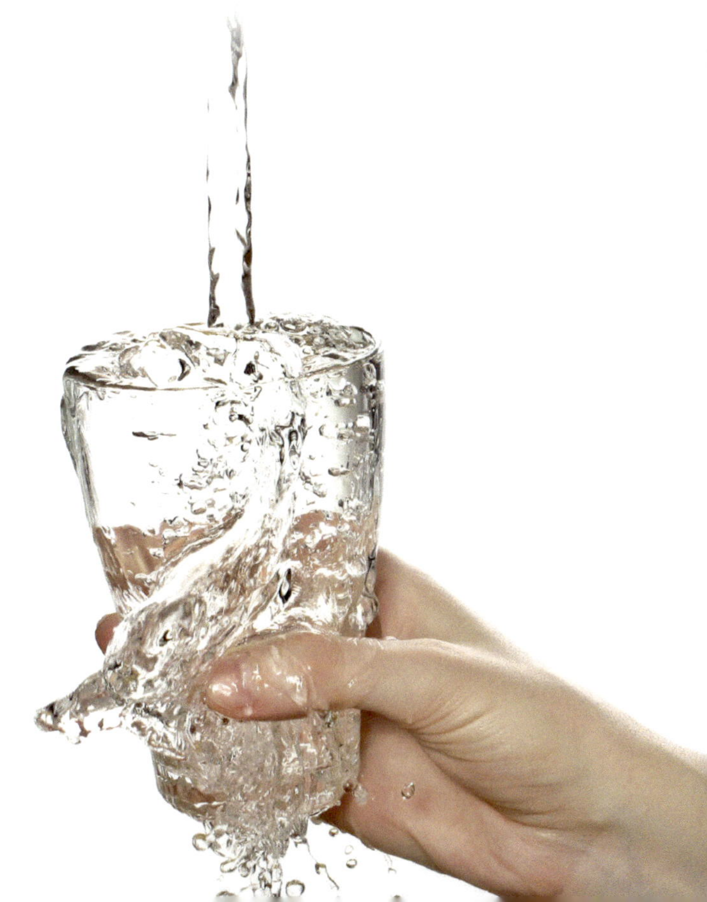

Erfahrungen

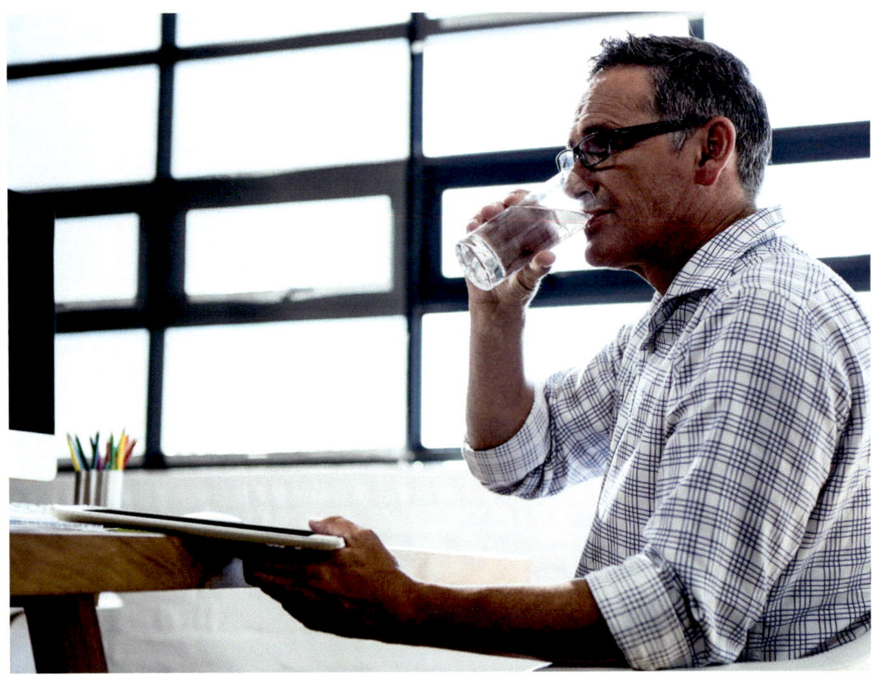

„Wenn ich zu lange am Bildschirm arbeite und meine Augen ermüden, weiß ich, dass ich gerade zu wenig Sauerstoff habe. Nach einem Glas Sauerstoffwasser erholen sich meine Augen jedes Mal schlagartig. Ich fühle mich fitter und wohler, meine Stimme wird dunkler – immer ein Zeichen dafür, dass sich etwas positiv verändert hat. Meistens gebe ich noch eine Prise Himalaya-Salz ins Glas, was den positiven Effekt zusätzlich verstärkt."

Richard Weigerstorfer

„Bei Fernreisen habe ich stets meinen Ozongenerator im Handgepäck. So kann ich sicher sein, dass ich keimfreies und sauberes Wasser trinke."

Lena Lieblich

„Bei einer längeren Flugreise habe ich mir eine schmerzhafte Halsentzündung zugezogen. Zuhause angekommen, gab es sofort zwei Gläser ozonisiertes Sauerstoffwasser. Offenbar konnten alle Krankheitserreger sofort abgetötet werden, denn meine Beschwerden waren nach kurzer Zeit weg."

R. W.

Auch meine Frau kann von einem solchen Erlebnis berichten: Als sie sich bei einem Langstreckenflug mit einem schweren Lippenherpes ansteckte, stellte sie sich, zuhause angekommen, 30 Minuten lang Ozonwasser her und betupfte damit ihre Lippen. Wir staunten nicht schlecht, als die Infektion unverzüglich abklang und zu heilen begann."

R. W.

Olivenöl und Sauerstoff: Eine kraftvolle Kombination

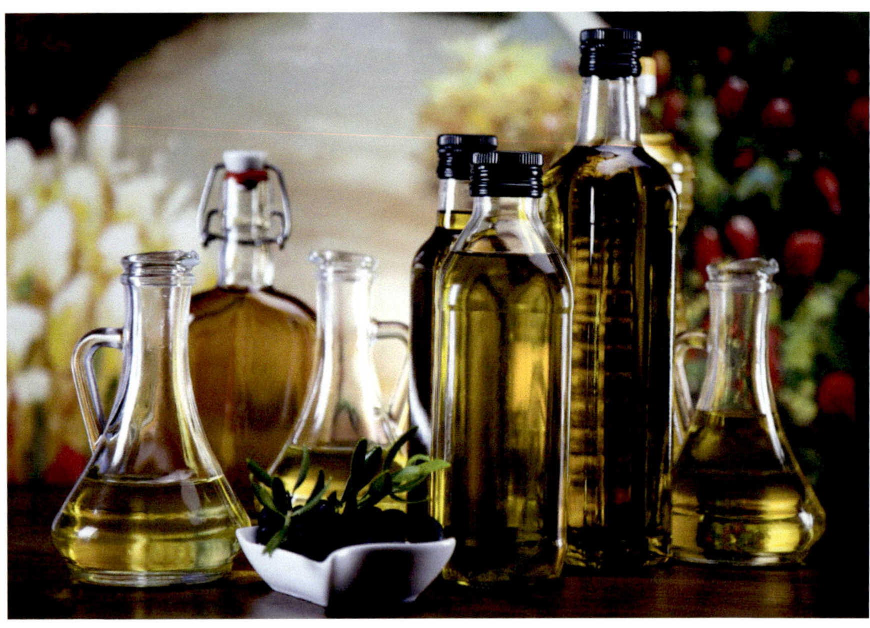

Schon die alten Ägypter schätzten die pflegenden Eigenschaften von hochwertigem Olivenöl für Schönheit und Wohlbefinden. Seine heilende und zugleich schmerzlindernde und kühlende Wirkung, machten es nicht nur damals zu einem wunderbaren Helfer bei Verletzungen und Erkrankungen der Haut.

Versetzt man Olivenöl mit Ozon, entsteht eine kraftvolle Kombination. Zum einen verstärkt die desinfizierende und keimtötende Eigenschaft von O_3 die Wirkung des Öls. Zum anderen entstehen durch den Kontakt mit aktivem Sauerstoff weitere Verbindungen, wie die sogenannten Peroxide und Ozonide. Sie dringen nach dem Auftragen tief in die Hautschichten ein, versorgen das geschädigte Gewebe mit Sauerstoff, was sich äußert positiv auf die Wundheilung auswirkt. Mittlerweile haben viele Hersteller die heilende Wirkung von Olivenöl und Sauerstoff entdeckt und so finden Sie viele fertige Produkte im Handel zu kaufen.

Mit einem Ozongenerator können Sie beliebige Mengen des heilsamen Mittels auch selbst herstellen.

Anwendung

Kippen Sie aus einer etwa 400 ml großen Flasche etwa ein Drittel des Inhalts ab, damit das Öl während des Ozonisierens nicht überläuft. Geben Sie den Schlauch bis zum Boden in die Flasche und lassen Sie den Generator gut zwei Stunden laufen. Nach dieser Zeit haben Sie ein überaus wertvolles Produkt, das Sie zur längeren Haltbarkeit im Kühlschrank aufbewahren sollten.

Bitte verwenden Sie beim Ozonisieren von Öl keine Sprudelsteine, da es sonst zu Verklumpungen kommt.

Nutzen Sie ozonisiertes Olivenöl nie länger als drei bis vier Wochen. Nach dieser Zeit spielen sich diverse Oxidationsprozesse ab, die das Heilpotential abschwächen.

Heilanwendungen

Christa Bendixen aus Schleswig-Holstein beschäftigt sich intensiv mit alternativen Heilmethoden und setzt bereits seit über 13 Jahren auf die Wirkung von ozonisiertem Olivenöl. Ein Auszug ihrer Erfahrungen:

Lippenherpes:

Reinigen Sie die Wunde und tragen Sie das Öl mehrmals am Tag auf. Meist klingt der Herpes bereits nach wenigen Stunden sichtlich ab.

Windeldermatitis:

Reiben Sie die betroffene Partie im Windelbereich des Babys sanft ein. Je nach Heilungsverlauf ein bis zwei Mal am Tag. Die empfindliche Haut reagiert immer wunderbar und ohne Komplikationen auf das Öl und regeneriert sich schnell. Gerade für Babys haben Sie mit selbst hergestelltem ozonisiertem Olivenöl ein reines Produkt ohne Konservierungsstoffe und chemische Zusätze an der Hand.

Entzündung der Brustwarzen:

Tragen Sie das Öl auf und lassen Sie es über Nacht einziehen. Die Entzündung klingt rasch ab.

Mundgeruch:

Geben Sie einen Schuss ozonisiertes Öl in ein Glas Wasser und spülen Sie damit gründlich den Mund. Vor allem bei Zahnspangen sammeln sich gerne Essensreste und Pilzsporen an, die mit der Zeit empfindlich riechen. Das Öl bekämpft alle Geruch erzeugenden Bakterien und ist für mich wirksamer als so manches Mundwasser aus dem Handel.

Zahnfleischprobleme, Entzündungen der Mundschleimhaut:

Behalten Sie einen Teelöffel Öl mindestens zwei Minuten lang im Mund und spülen Sie kräftig. Bitte das Öl anschließend ausspucken. Bei akuten Entzündungen bietet sich das Spülen und Gurgeln drei Mal am Tag an.

Hautunreinheiten und Akne:

Tragen Sie das ozonisierte Olivenöl zwei bis drei Mal täglich auf die betroffenen Stellen auf. Vorhandene Bakterien, Pilze oder andere Mikroben können rasch beseitigt und die Heilung beschleunigt werden.

Neurodermitis:

Reiben Sie Ihre Haut zwei bis drei Mal täglich mit dem Öl ein. Nehmen Sie zwischendurch immer wieder sanfte Bäder, damit die Poren nicht verstopfen.

Fuß- und Nagelpilz:

Geben Sie am besten vor dem Schlafengehen einige Tropfen Öl auf die erkrankte Nagelpartie und wickeln Sie Fuß oder Finger mit einer Frischhaltefolie ein. Bereits am nächsten Morgen ist eine deutliche Verbesserung erkennbar. Sie können die Anwendung an drei bis vier Tagen in der Woche machen.

Sehr gute Heilergebnisse gibt es unter anderem auch bei Entzündungen im Intimbereich, Hämorrhoiden, Brandverletzungen, Sonnenbrand, Schuppen und Kopfhautproblemen zu berichten.

Ozonisiertes Olivenöl zur Entgiftung und Ausleitung

Innerlich angewendet, wird ozonisiertes Öl gerne zur Entgiftung des Körpers verwendet. Krankheitserregende Keime wie Bakterien, Pilze, Viren und Blutparasiten sowie allerlei Schlacken können in unserem Körper stark dezimiert und abgetötet werden. Denn während O die Krankmacher verbrennt, sättigt O_2 unser Gewebe mit Sauerstoff, damit sich neue und gesunde Zellen bilden können. In Verbindung mit einer gesunden Lebensweise, ausgewogener Ernährung und ausreichend Schlaf, kann Ozon Ihnen helfen, gesund und vital zu bleiben.

Anwendung

Geben Sie einen Schuss ozonisiertes Öl in ein Glas Wasser und trinken es – am wirkungsvollsten morgens auf nüchternen Magen. Falls Sie die Anwendung nicht gewöhnt sind, bleiben Sie zur Sicherheit in der Nähe einer Toilette, da jeder Mensch anders auf die reinigende Wirkung reagiert. Wenn Sie einen Entgiftungstag einplanen, dürfen Sie drei Mal täglich ein Glas trinken.

Auch das Ölziehen ist eine sehr sanfte aber hoch effektive Entgiftungsmethode. Nehmen Sie morgens vor dem Frühstück einen Esslöffel ozonisiertes Öl ein. Bitte achten Sie darauf, kaltgepresstes Öl aus biologischem Anbau zu verwenden. Je nach persönlichem Geschmack und Mundgefühl können

Sie neben Olivenöl auch auf Kokos-, Sonnenblumen- oder Leinöl zurück greifen. Bewegen Sie das Öl etwa 15 bis 20 Minuten im Mund. Viele Giftstoffe und Schlacken, die unser Körper über Nacht gelöst hat, Viren, Bakterien und Pilze, gehen aus unserer Mundschleimhaut ins Öl über.

Es ist sehr wichtig, das Öl anschließend nicht zu schlucken, sondern auszuspucken. Bitte spülen Sie dann ihren Mund mit warmem Wasser und putzen sich die Zähne.

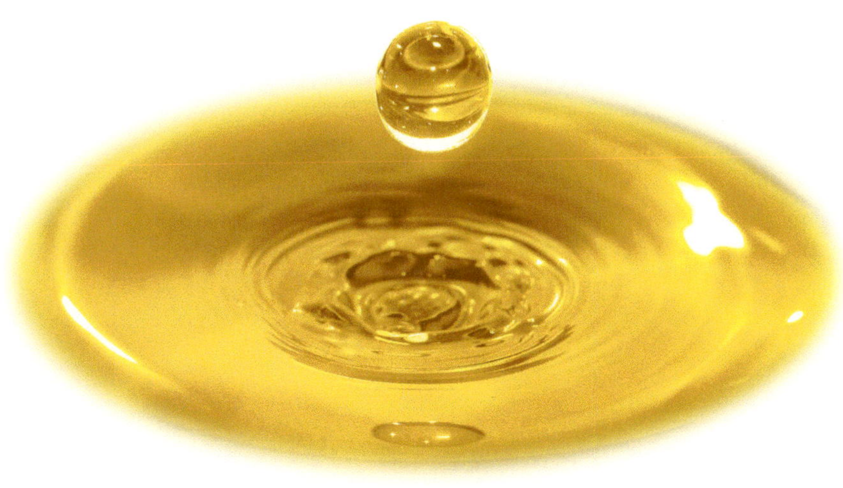

Ozonanwendungen für Tiere

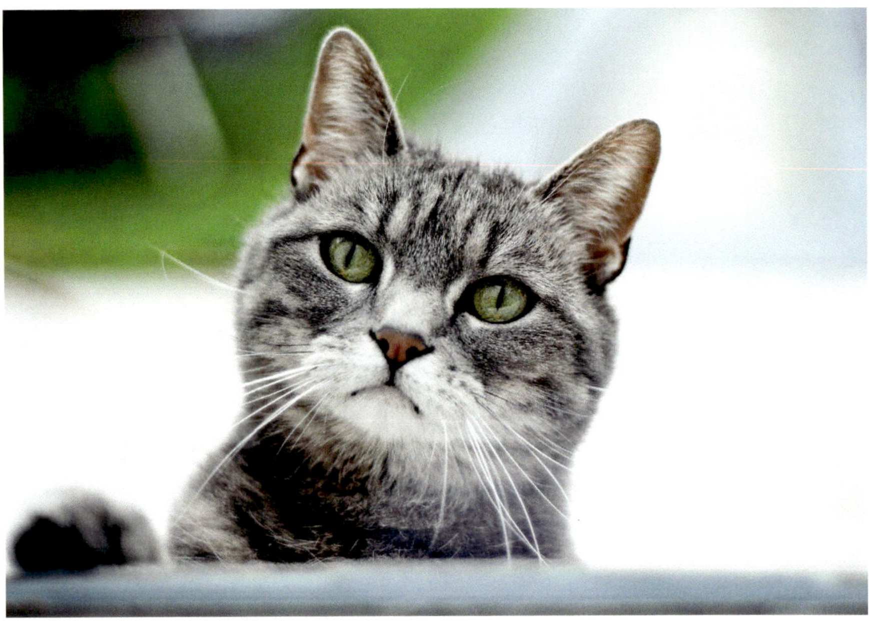

Auch immer mehr Tierärzte vertrauen auf die keimtötende, abwehrsteigernde, desinfizierende und durchblutungsfördernde Wirkung von medizinischem Ozon. So können bereits Erfolge bei Infektionskrankheiten und Virusinfekten, Tumorerkrankungen, entzündlichen degenerativen Prozessen, Durchblutungsstörungen oder nach Schlaganfällen verzeichnet werden. Ebenso bieten sich begleitende Ozonbehandlungen bei schlecht heilenden Wunden, Hautproblemen, Allergien, hartnäckigen Parasiten, Warzen oder entzündlichen Hautverletzungen an.

Natürlich können Sie Ihr Haustier mit ozonisiertem Öl auch selbst behandeln. Äußerlich angewendet, träufeln Sie das Öl auf die erkrankten Hautstellen – je nach Schwere mehrmals täglich. Innerlich angewendet, mischen Sie das Öl ins Futter.

Anwendung

Bei einer einmaligen Dosis geben Sie Hunden bis 20 Kilo einen halben bis ganzen Teelöffel, Katzen bis etwa fünf Kilo einen viertel bis einen halben Teelöffel und Pferden mit einem Gewicht von etwa 450 Kilo fünf bis zehn Esslöffel Öl ins Futter.

Bei einer längeren Kur von etwa fünf Tagen reduzieren Sie die tägliche Dosis jeweils um die Hälfte. Orientieren Sie sich an diesen Richtwerten und beobachten Sie bitte, wie Ihr Tier darauf reagiert, so dass Sie die Menge nach Bedarf selbst anpassen können.

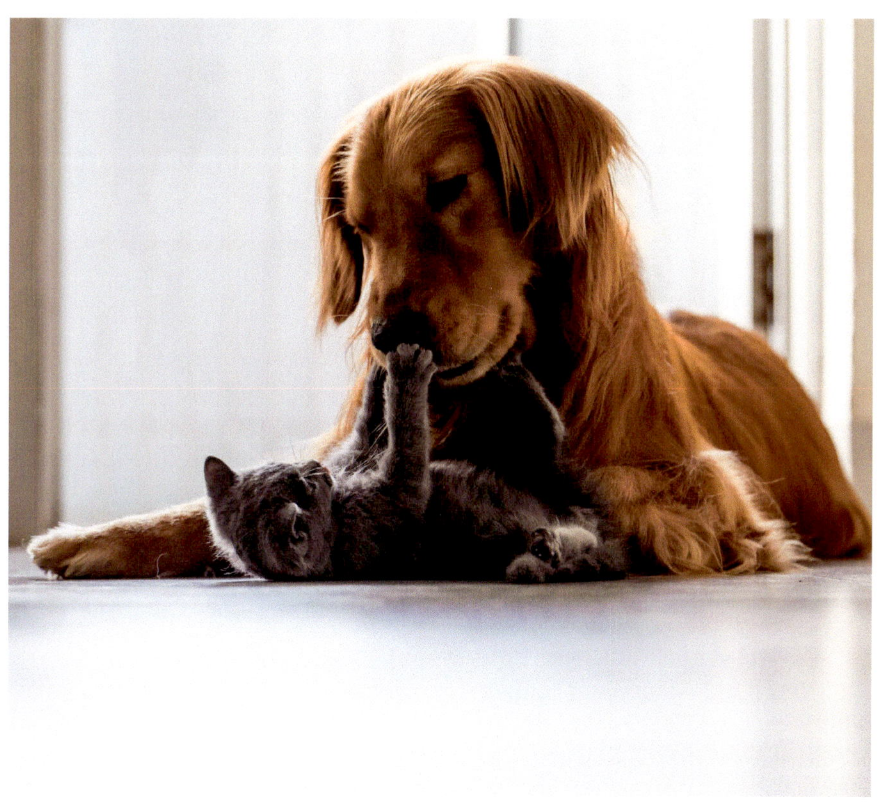

Wissenswertes auf einen Blick

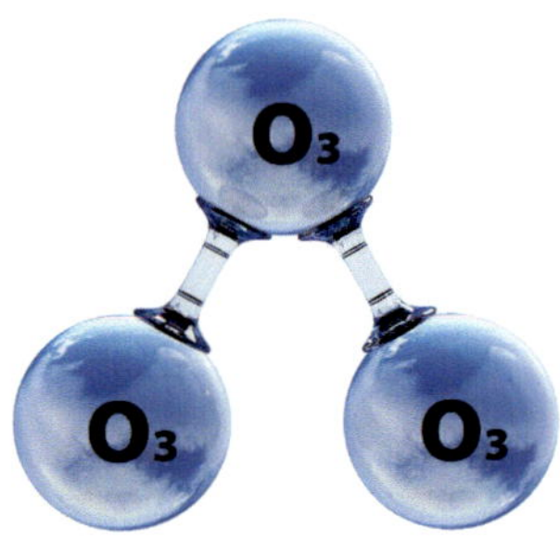

- Ozon ist eines der stärksten Desinfektionsmittel – es ist fünf Mal stärker als das hochgiftige Chlor.

- Der erste Ozongenerator wird 1857 von Werner von Siemens entwickelt.

- Die erste Wasseraufbereitungsanlage, die mit Ozon arbeitet, wird 1893 in den Niederlanden gebaut.

- Dr. Otto Warburg erhält 1931 seinen ersten Nobelpreis für den Beweis, dass Sauerstoffmangel in den Zellen die Hauptursache für Krebs ist.

- In den 30er und 40er-Jahren wird Ozon häufig in der Medizin verwendet, sowohl in den USA, als auch in vielen europäischen Ländern.

- Diverse Veröffentlichungen, unter anderem von Dr. Alexander Preuss aus Stuttgart, beschreiben die erfolgreiche Behandlung von Aids-Patienten mit Ozon.

Quelle:
Ozon der unsichtbare Heiler von Paula Horan, Windpferd-Verlag,
ISBN 3-89385-418-5

Aus der Praxis – für die Praxis

Kaninchen von Ungeziefer befreit

„Die lästigen Bewohner im Fell meines Kaninchens konnten nach einer Ozonbehandlung problemlos ausgekämmt werden. Dazu habe ich ein Glas Wasser eine halbe Stunde lang ozonisiert und anschließend auf das Fell gesprüht. Um einen erneuten Ungeziefer-Befall zu vermeiden, wurde auch gleich das Stroh im Käfig behandelt, was gut funktioniert hat."

Heike H.

Wirkungsvoll gegen Schimmel

„Ich nutze meine beiden Ozongeneratoren für die Schimmelbekämpfung und -prophylaxe. Als ich in einer Kellerecke mehrere Flecken entdeckte, ließ ich das Gerät etwa drei Stunden laufen, selbstverständlich mit längeren Abkühlphasen dazwischen. Am nächsten Tag konnte ich den abgestorbenen und trockenen Schimmel entfernen. Bis jetzt ist alles schimmelfrei geblieben. Auch die Spülmaschine ist ja sehr anfällig für Schimmel, weshalb dort regelmäßig ein kleineres Ozongerät im Einsatz ist."

Harry K.

Warze ist verschwunden

„Ich ozonisiere gerne mein Badewasser und habe mit Freude festgestellt, dass eine Alterswarze verschwunden ist. Sie ist zusehends kleiner, heller und flacher geworden und war nach längerer Anwendung plötzlich ganz weg."

D. S.

Desinfektion beim Waschen und Putzen

„Ich gebe Ozonwasser gerne mit in die Waschmaschine und setze es beim Putzen in Bad und Küche ein. Auch neue Schuhe und Kleidung werden von mir gleich mit Ozon behandelt, um vorhandene Chemikalien zu neutralisieren."

Heike H.

Eine Wohltat für die empfindliche Nase

„Leider habe ich eine Nase, die schon sehr schwache Gerüche intensiv wahrnimmt. Seit in der Wohnung unter mir Raucher eingezogen sind, litt ich sehr unter der Geruchsbelästigung. Lüften alleine reichte nicht mehr aus. Voller Erwartung kaufte ich mir einen Ozongenerator und ließ das Gerät gleich nach dem Auspacken 30 Minuten lang laufen. Der Erfolg war so groß, dass ich mir sicherheitshalber noch ein zweites Gerät kaufte. Die Wirkung von Ozon ist eine Wohltat für meine empfindliche Nase und ich kann in meiner Altbauwohnung, in der ich seit 20 Jahren lebe, bleiben."

Anita K.

Wertvoller Helfer in der Zahnarztpraxis und auf Reisen

„Als ganzheitlicher Zahnarzt arbeite ich schon seit vielen Jahren therapeutisch mit Ozon in der Mundhöhle, diese Behandlungen erfolgen mit einem Profigerät. Zusätzlich setze ich in folgenden Fällen auf herkömmliche Ozongeneratoren: Es gibt sehr hartnäckige Virusinfektionen (Herpesviren), die äußerst schmerzhafte Schleimhautirritationen hervorrufen. Die Spülung mit ozonisiertem Wasser schafft Linderung. Bei hartnäckigen Zahnfleischentzündungen klingen die Beschwerden durch das Spülen mit ozonisiertem Wasser rasch ab, auch bei Lippenherpes hilft ein Betupfen. Vor Operationen verwende ich ozonisiertes Wasser zur Munddesinfektion. Nach schwierigen Behandlungen wird der Behandlungsraum anschließend mit Ozon gereinigt. In der Mittagspause und nach der Arbeit kommt der Ozongenerator im Wartezimmer und in der Praxis zum Einsatz. Das schafft eine entspannte Atmosphäre und es riecht nicht mehr nach Zahnarzt. Auch meine Mitarbeiter und Patienten sind entspannter und können besser regenerieren.

Privat nutze ich den Ozongenerator gerne zur Bereinigung von schlechten Gerüchen aus der Kleidung nach dem Besuch von Gaststätten.

Auch habe ich festgestellt, dass der muffige Geruch in Kellerräumen alter Häuser schnell verschwindet. Nach dem Skiurlaub kommt Ozon in den Skischuhen mit gutem Erfolg zum Einsatz. Auch bei Reisen ist mein Ozongenerator meist dabei. Die Anwendung in einem Hotelzimmer bringt neben der Luftreinigung auch eine Harmonisierung der Energie, was den Aufenthalt entspannter und erholsamer macht. Wie Sie sehen, bin ich auch außerhalb meiner beruflichen Tätigkeit ein begeisterter Anwender von Ozongeneratoren."

P. F.

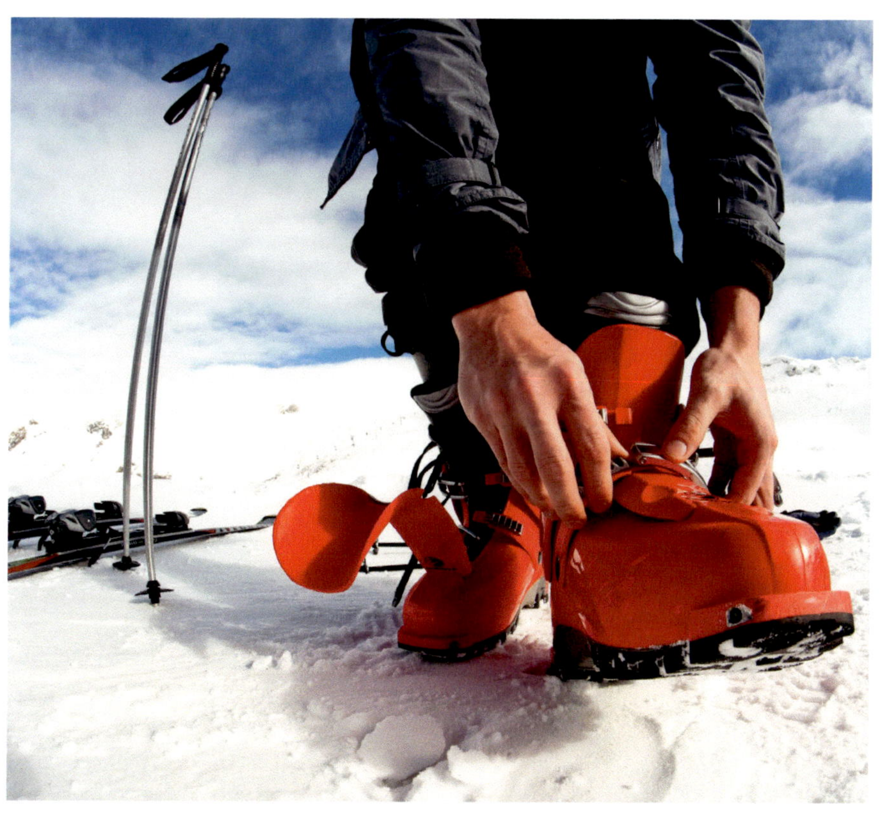

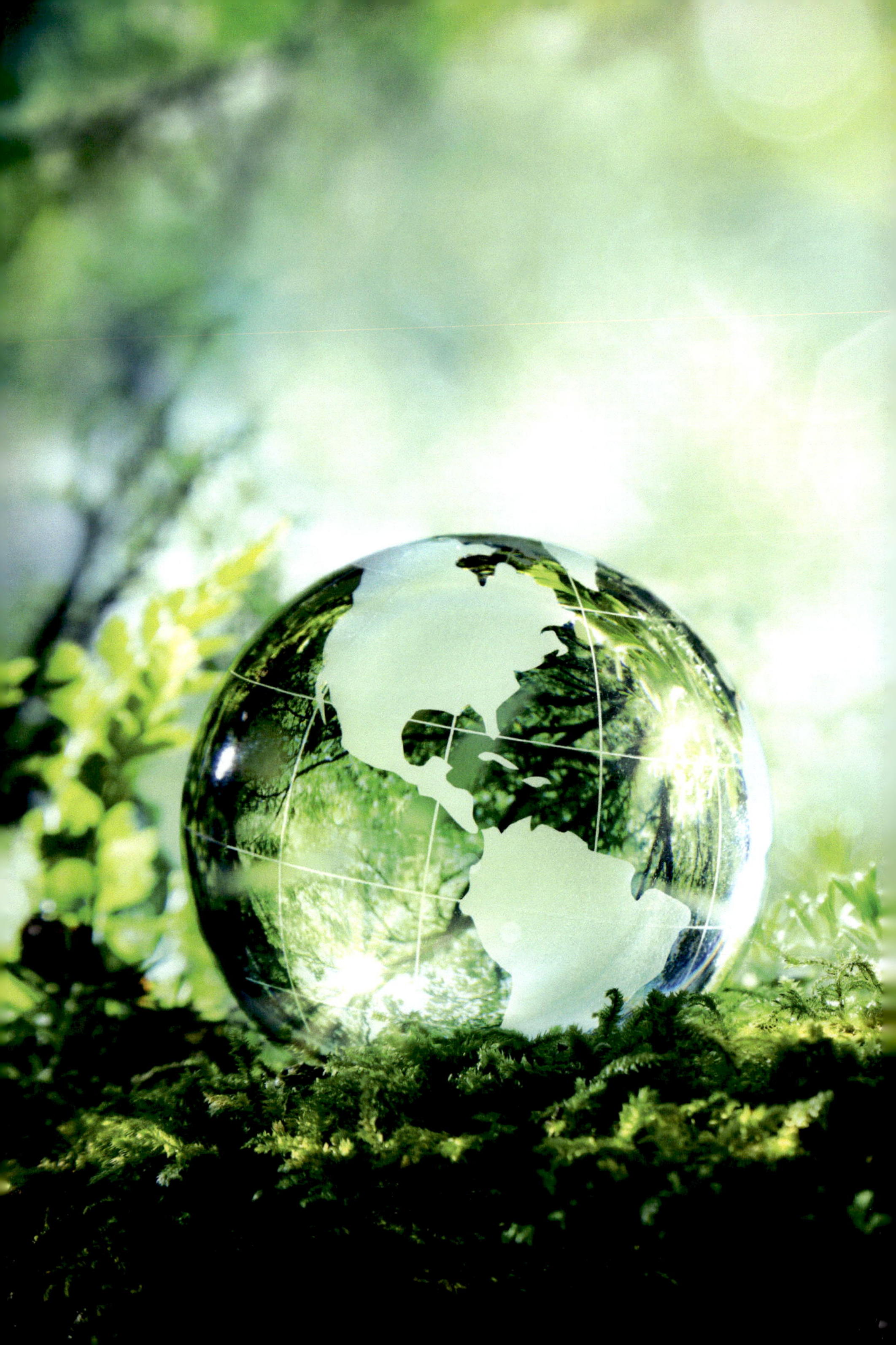

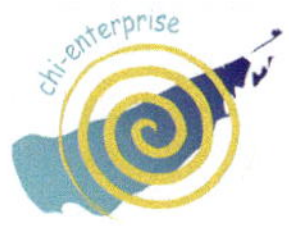

Ozon-Generator

Ozon und ozonisiertes Wasser für den Haushalt

- ✓ Zerstörung von Keimen
- ✓ Beseitigung von Gerüchen
  - ✓ bei Lebensmitteln
  - ✓ in Schränken
  - ✓ in der Speisekammer und Räumen
  - ✓ in Schuhen

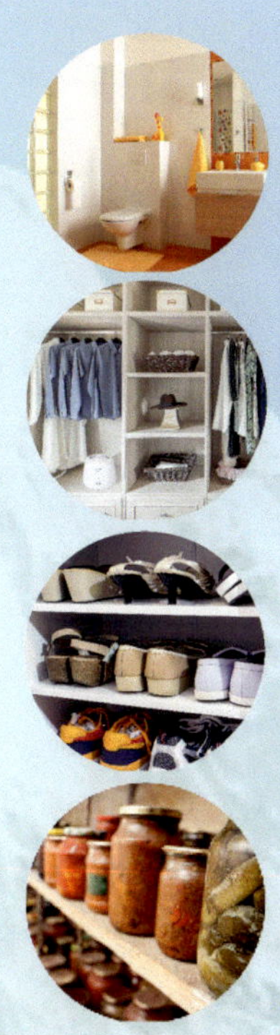

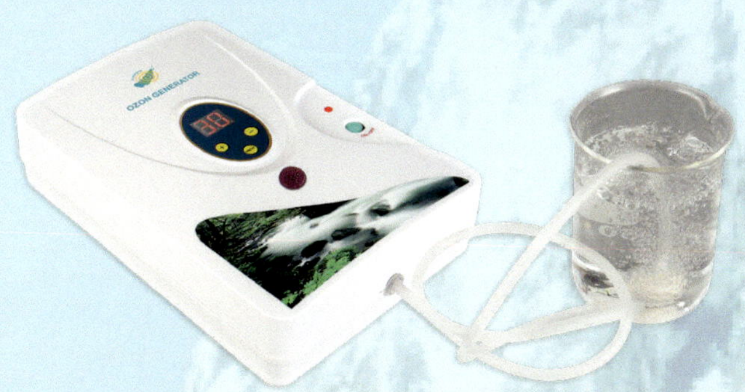

- erzeugt 600 mg/h Ozon
- mit Urteilchenzelle aus dem Hause Wu-Wei
- natürlich, ohne Chemie, ohne Rückstände
- Ozonerzeugung durch Glaskammertechnik, frei von Metallionen
- einfache Bedienung mit dem 3-Tasten-System
- automatische Abschaltung

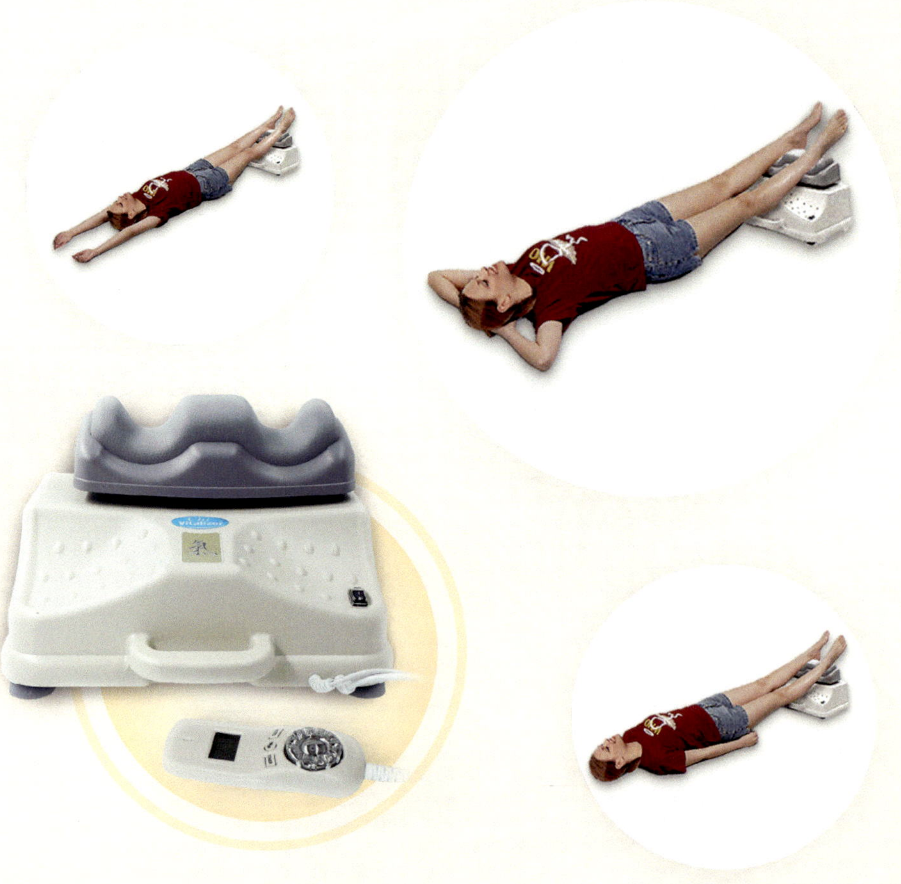

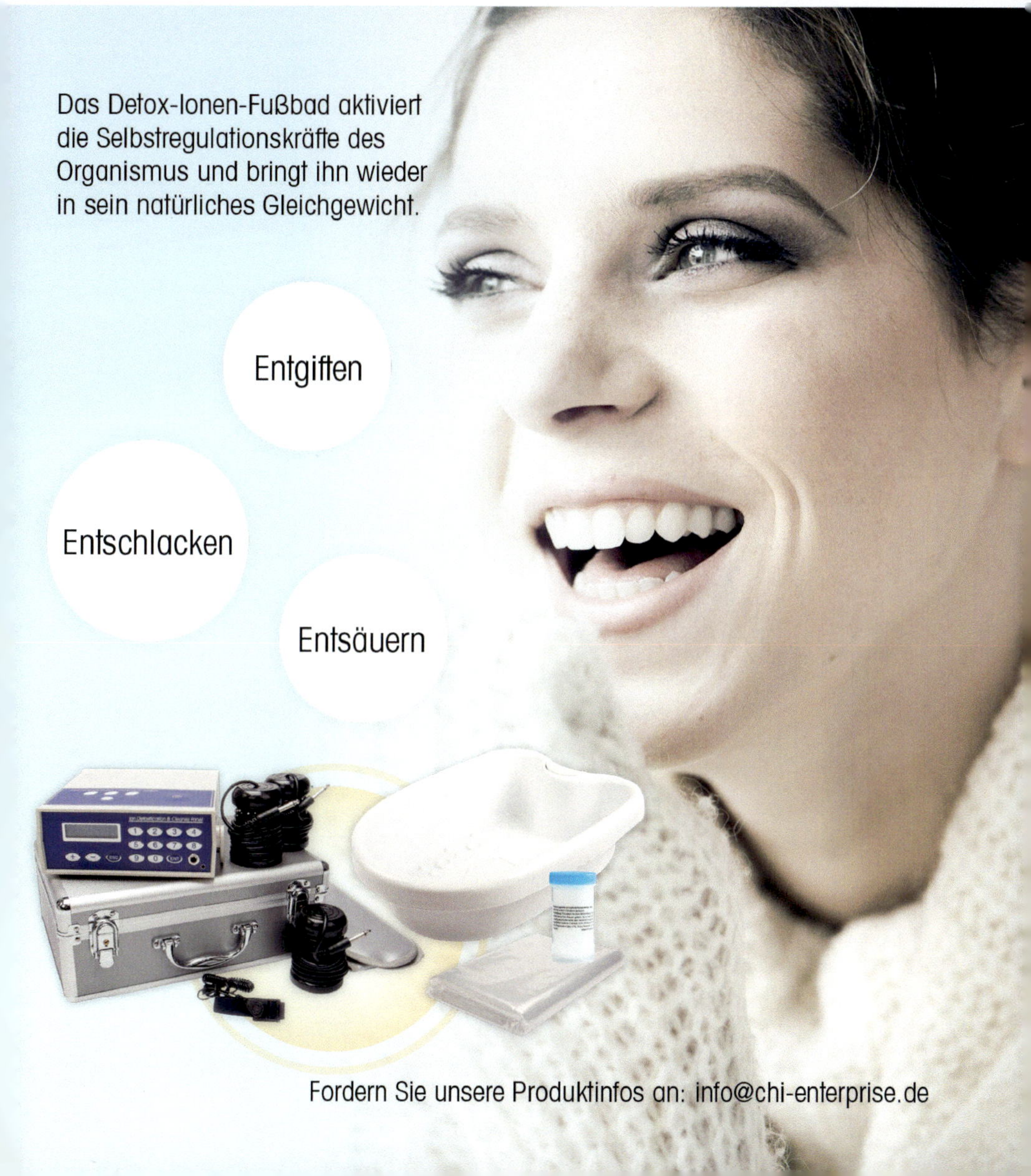